Dynamische Faszien

Robert Egger
Hannes Schoberwalter

Dynamische Faszien

Entspannt und beweglich mit Übungen der Shaolin-Großmeister

Mit zahlreichen Abbildungen

Unter Mitarbeit von Dr. med. Andreas Sammer

Springer

Robert Egger
Shaolin Österreich, Akademie für Wirtschaft und Gesundheit, Wien, Österreich

Hannes Schoberwalter
Wiener Internationale Akademie für Ganzheitsmedizin, Wien, Österreich

ISBN 978-3-662-49936-8 978-3-662-49937-5 (eBook)
DOI 10.1007/978-3-662-49937-5

Die Deutsche Nationalbibliothek verzeichnet diese Publikation in der Deutschen Nationalbibliografie; detaillierte bibliografische Daten sind im Internet über http://dnb.d-nb.de abrufbar.

Springer

Umschlaggestaltung: deblik Berlin
Fotonachweis/Umschlag: © iko / Fotolia
Bildrechte/anatomische Illustrationen: © Christian Princic
Bildrechte/Abbildungen: © Elsevier Ltd.

Gedruckt auf säurefreiem und chlorfrei gebleichtem Papier

Springer ist Teil von Springer Nature
Die eingetragene Gesellschaft ist Springer-Verlag GmbH Deutschland
Die Anschrift der Gesellschaft ist: Heidelberger Platz 3, 14197 Berlin, Germany

Geleitwort

Das Bindegewebe wird in der klinischen Medizin eher stiefmütterlich behandelt. Ein Grund dafür könnte sein, dass die klinische Medizin bekanntlich eine ausgesprochene Organspezifität aufweist, für das Bindegewebe und dessen Bedeutung aber ein systemischer Ansatz notwendig erscheint. Im Rahmen einer pathogenetisch ausgerichteten medizinischen Ausbildung steht die Morphologie des Bindegewebes im Vordergrund, woraus dann auch Pathologie und Klinik des Bindegewebes abgeleitet werden. Der Funktionalität des Bindegewebes wird dabei wenig Beachtung geschenkt, was u. a. auch darin zum Ausdruck kommt, dass in den herkömmlichen Lehrbüchern der Physiologie keine eigenen Kapitel über die Physiologie des Bindegewebes aufscheinen. In der Ganzheits- bzw. Komplementärmedizin wurde hingegen dem Bindegewebe immer schon erhebliche Beachtung geschenkt. Dabei nimmt besonders das Grundsystem, die so genannte Matrix eine wichtige Stellung ein. Im Bereich der Ganzheitsmedizin ist die Forschung und der damit im Zusammenhang stehende Hinweis auf die gesundheitliche Bedeutung des so genannten Grundsystems u. a. mit den Namen Pischinger, Bergsmann und Heine verbunden. Aus physiologischer Sicht scheint dies durchaus gerechtfertigt, ist dieses System doch in die Transportvorgänge zwischen dem Plasma und dem intrazellulären Compartment involviert. Aus diesem Grund kann bei einer Störung im System Bindegewebe eine große Zahl unterschiedlicher Folgeerscheinungen auftreten.

Das vorliegende Buch über Faszien bringt im ersten Teil einen umfassenden Überblick über die Morphologie und Funktionalität der Faszien und schafft auf diese Weise eine fundierte Basis für das Verständnis des zweiten Teils des Buchs, in dem praktische und therapeutische Gesichtspunkte ausführlich und gut verständlich dargestellt werden. In diesem Teil wird auch auf die funktionelle Verbindung zwischen den Faszien und der Ernährung Bezug genommen. Der Verfasser des vorliegenden Vorworts begrüßt als derzeitiger Präsident der GAMED (Wiener Internationale Akademie für Ganzheitsmedizin) das Erscheinen dieses Buchs, weil damit ein wichtiger Bereich einer ganzheitlichen Medizin angesprochen wird.

a.o. Univ.-Prof. Dr. med. Wolfgang Marktl
Präsident der GAMED – Wiener Internationale Akademie für Ganzheitsmedizin, Wien

Geleitwort

Mit diesem didaktisch ganz hervorragend aufbereiteten Werk gelingt es Hannes Schoberwalter und Robert Egger – beide ausgewiesene Experten ihres Fachs – Zusammenhänge zwischen Geist und Körper sowie Haltung und Schmerz (bzw. Schmerzvermeidung) mit Begriffen wie Grundsystem, Matrix, Faszien, Training und dynamisches Faszientraining etc. in Einklang zu bringen und somit dem Leser diese im wahrsten Sinne des Wortes in sich verwobenen Zusammenhänge klar verständlich zu machen. Das dadurch erreichte Verständnis wird durch besonders anschaulich beschriebene Übungen nach der Shaolin-Methode direkt begreif- und erlebbar gemacht und somit letztlich verankert. Die beschriebenen sieben Übungen nach der Shaolin-Methode ermöglichen es dem Leser, entsprechend dem Titel »Dynamische Faszien – entspannt und beweglich«, für die Erfahrung des Zusammenspiels von grob- und feinmotorischen sowie mentalen und energetischen Elementen der Bewegung eine gewisse Achtsamkeit zu erreichen und sich in der Methode praktisch zu vertiefen. Damit lässt sich in der konsequenten langfristigen Umsetzung vom Bewegungsentwurf ausgehend eine optimierte Flexibilität, Präzision, Diskrimination sowie Leistungs- und Belastungsfähigkeit und letztlich eine neues Lebensgefühl erreichen. Für die Methode sprechen, um nur ein paar Highlights zu nennen, der Gewinn an Freude an (der richtigen) Bewegung und Beweglichkeit, die bekannte Verkürzung der Regeneration, z. B. nach Traumata, wie auch die wirksame Prävention neu auftretender Verletzungen als ganz wesentliche und auf den ersten Blick augenscheinliche Stärken dieses Konzepts. Das elementare Verständnis für das Thema und die vielfältigen Möglichkeiten, die sich damit auftun, haben aber nicht nur einen großen Einfluss auf physikalische und sportmedizinische Fragestellungen – ein Bereich, in dem diese Erkenntnisse ja schon länger präsent sind –, sondern werden nach meiner festen Überzeugung (als Physikalischer und Rehabilitationsmediziner, Schmerzmediziner und Geriater) zukünftig mehr und mehr im Rahmen breiter medizinischer Bereiche und Konzepte wie Prävention, Therapie und Rehabilitation, aber auch bei Themen wie Arbeitsfähigkeit und aus der Geriatrie (Sturzprävention, Beweglichkeit ins hohe Alter etc.) Platz greifen und – aus medizinischer und auch sozioökonomischer Erwägung – überhaupt nicht mehr wegzudenken sein.

Ich darf den beiden Autoren zu diesem wertvollen Werk ganz herzlich gratulieren und ihnen für diesen wichtigen Beitrag zur gut verständlichen Fachliteratur danken – es wird seinen Lesern und mir in Zukunft ein wichtiger Begleiter sein.

Prof. Dr. Richard Crevenna, MBA, MSc
Universitätsklinik für Physikalische Medizin und Rehabilitation
Medizinische Universität Wien

Vorwort

Es ist uns als Autoren des vorliegenden Werks **Dynamische Faszien – Entspannt und beweglich mit Übungen der Shaolin-Großmeister** ein wesentliches Anliegen, damit eine praktikable Grundlage für belastungsbedingte Beschwerdebilder im Bereich des Stütz- und Bewegungsapparates zu schaffen, die sich durch die physische und psychische Beanspruchung des Alltags ergeben.

Entspannt und gelassen zu mehr Kraft und Lebensfreude – ein Ziel, das es zu unterstützen gilt!

Das lässt sich durch eine spezielle Form des Faszientrainings – der Faszientransformation – ermöglichen, die auf der Shaolin-Formel als Basis aufbaut. Zunehmend mehr Menschen leiden an Beschwerden, die sich durch langes Sitzen und Bewegungsmangel entwickeln – eine Problematik, die bereits Shaolin-Mönche vor 1500 Jahren erkannten. Hinter den Klostermauern wurden damals Techniken entwickelt, um körperliche Entspannung mit meditativer Bewegung zu verbinden.

Kombiniert mit dem neuesten Wissen über die Welt der Faszien, ergibt sich ein ausgezeichnetes Training, maßgeschneidert für den modernen Menschen, der Schnelllebigkeit und Hektik entfliehen möchte. Faszien sind unser körperumspannendes Netzwerk, das sensibel auf jegliche Einflüsse von außen reagiert. Die sieben Bewegungen und die Weisheiten aus dem Shaolintempel führen auf sanfte Weise zu einem gesunden, beweglichen Körper und zu mehr Wohlbefinden. Egal welche Berufsgruppe, ob alt oder jung, von Stressabbau und Leistungssteigerung durch Faszientransformation profitiert jeder, der sie nachhaltig anwendet.

Es erweist sich aus unserer Sicht jedenfalls als zukunftsorientiert, in erster Linie die Aufmerksamkeit der interessierten Leserschaft auf alltagstaugliche Übungsmodelle zu lenken, um auf diese Weise auftretenden Beschwerdebildern und Verspannungsproblemen entgegenzuwirken.

In diesem Sinne wünschen wir allen, die einen wesentlichen Schritt zur aktiven Selbstbestimmung bei der Bewältigung des Alltags und seiner Anforderungen setzen wollen, viel Erfolg bei der Anwendung und Freude mit mehr Lebensqualität.

Robert Egger
Hannes Schoberwalter
Wien, im Sommer 2016

Danksagung

Das vorliegende Buch stellt einen Brückenbau zwischen wissenschaftlichen Erkenntnissen aus dem Bereich der Medizin und dem Jahrtausende alten Wissen der Shaolin Meistern dar. Es war uns ein wesentliches Anliegen, bei der Entstehung dieses Werkes das Wissen und die Erkenntnisse von Menschen mit einzubeziehen, die zu angesprochenen Themen Wichtiges und Wesentliches erarbeitet haben. So versteht sich dieses Buch wie ein Mosaik, welches aus einzelnen Bausteinen verständlich und einprägsam zusammengefügt wird. Für diese besonderen Bausteine bedanken wir uns mit Freude bei folgenden Personen:

- seiner Heiligkeit Abt Shi Yong Xin, der es ermöglicht, dass mit dem Wissen und der Weisheit der Shaolin wichtige Bausteine für ein übergeordnetes Verständnis von Gesundheit, Freude und Klarheit zugänglich wurden
- Univ. Prof. Dr. med. Wolfgang Marktl, Präsident der GAMED - Wiener Internationale Akademie für Ganzheitsmedizin, der mit seinem unermüdlichen Einsatz in der Erforschung der Komplementären bzw. Integrativen sowie der Traditionellen Europäischen Medizin an der Entwicklung evidenzbasierter Erkenntnisse arbeitet und gearbeitet hat
- Frau Dr. Gabriele von Gimborn für Ihre wertvollen Informationen im Zusammenhang mit der Welt der Faszien und diesbezüglicher Erfahrungen mit adäquaten therapeutischer Denkansätzen zur Verbesserung bestehender Beschwerdebilder im Bereich des Stütz- und Bewegungsapparates
- Frau Dr. Roswitha Bergsmann, die im Dienste von Wissenschaft und Forschung und im Bewusstsein um die wertvolle und bahnbrechende Arbeit das Erbe ihres Gatten, Herrn Univ.-Doz. Dr. Otto Bergsmann, und vieler herausragender Wissenschafter und Forscher fortsetzt
- Posthum Herrn Univ.-Doz. Dr. Otto Bergsmann – einem wissenschaftlichen Pionier und Arzt, der unter anderem gemeinsam mit Herrn Prof. Dr. Alfred Pischinger, seinerzeit Ordinarius für Histologie und Embryologie an der Medizinischen Universität Wien, und dem Biologen und Anatomen, Herrn Prof.Dr. Hartmut Heine, noch bis 2003 Leiter des privaten Institutes für Grundregulationsforschung und Antihomotoxischen Medizin in Baden-Baden (Deutschland), wesentlich zu den wissenschaftlichen Erkenntnissen der Matrix (extrazellulärer Raum)und deren Wirkungsweise beigetragen hat
- Christian Princic, der nach akribischer Analysearbeit Graphiken erstellen konnte, welche die genauen, inneren Bewegungen der Faszien darstellen
- dem Redaktions- und Lektorenteam des Springer-Verlages, wobei wir uns besonders bei Frau Mag. Renate Eichhorn und Frau Brigitte Öller bedanken, welche es uns nicht nur ermöglichten, die wesentlichen Bestandteile dieses Buches zusammenzuführen sondern das vorliegende Werk auch zeitgerecht zu Ende zu bringen

Über die Autoren

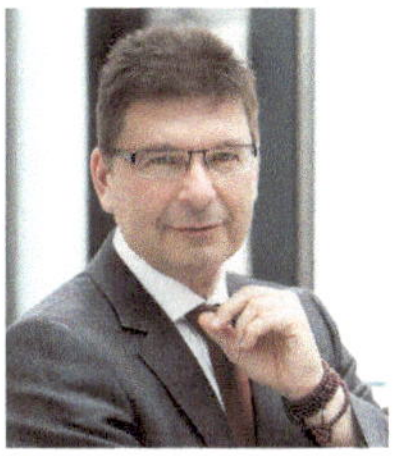

Dipl. Ing. Robert Egger

ist techn. Physiker und Chemiker, Botschafter des Shaolin Tempels und Vorstand von Shaolin Österreich (seit 2003), Zen-Ausbildung und taoistische Meisterausbildung (seit 1981), taoistischer Großmeister (seit 1998), internationaler Shaolin Qi Gong-Lehrtrainer und Referent für Shaolin Strategie und Medizin (seit 2004), Senator im Senat der Wirtschaft (seit 2011), beratender Kooperationspartner der Wiener Internationalen Akademie für Ganzheitsmedizin (seit 2015).

Als Management Philosoph, Key note speaker und Unternehmensberater ist er ein anerkannter und pragmatischer Vordenker. Er bringt moderne Gehirnforschung über die intrinsische Motivation des Leadership/Followership-Verhältnisses der Meister mit ihren Schülern und die gesundheitlichen Leistungspotenziale der Shaolin Meister mit aktuellen wirtschaftlichen und sozialen Herausforderungen in Zusammenhang.

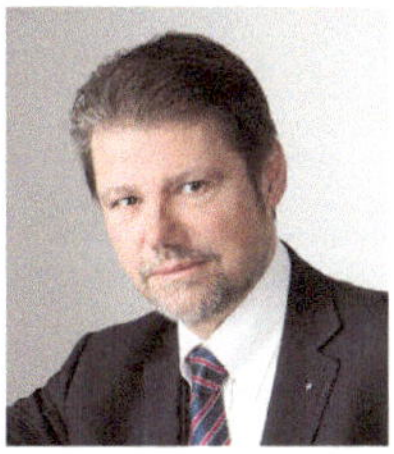

Senator MedR Dr. Hannes Schoberwalter

ist Arzt für Allgemein- und Arbeitsmedizin, Vizepräsident der Wiener Internationalen Akademie für Ganzheitsmedizin (seit 2014), stv. Leiter des Karl Landsteiner Instituts für Traditionelle Europäische Medizin (seit 2016), Leiter des Referats Komplementärmedizin der Ärztekammer für Wien (seit 2014), Wissenschaftliches Mitglied der Royal Society of Medicine London (seit 2014), Leiter Forum Europäische Gesundheitspolitik im Senat der Wirtschaft Österreich (seit 2016), Unternehmensberater (seit 2015). Fachübergreifende Fortbildungen, die Mitarbeit an unterschiedlichsten Projekten im Bereich Wissenschaft, Forschung und Gesundheitswesen, sowie die Befähigungen im Bereich Leadership und Management tragen wesentlich dazu bei, sein breites Spektrum an Erfahrung und Kompetenz, innovativ und erfolgreich in die Themenschwerpunkte der ihm übertragenen Funktionen einzubringen.

Inhaltsverzeichnis

I Theorie

II Übungen

Theorie

Was sind Faszien?

R. Egger, H. Schoberwalter, *Dynamische Faszien*,
DOI 10.1007/978-3-662-49937-5_1,

Der Begriff selbst leitet sich aus dem lateinischen Wort *fascia* ab, das so viel wie Bund, Bündel oder Verbund bedeutet. Vereinfacht gesagt, bezeichnen Faszien die weichen Teile des Bindegewebes, die den ganzen Körper als ein umhüllendes und verbindendes Spannungsnetzwerk durchdringen.

Die Art und Weise der Beschaffenheit unserer Faszien und unseres Muskelgewebes wirken sich gleichermaßen auf unser Wohlbefinden aus.

Faszien, auch Myofaszien genannt, sind feine, aber zähe Häute, die als Bindegewebshüllen unsere Muskeln, jedes Organ und jede Bandstruktur umschließen. Teile davon sind das intramuskuläre Bindegewebe und das Unterhautbindegewebe. Die Gelenkkapseln wiederum werden als Verstärkungen von Muskelhüllen, Ligamenten und Sehnen verstanden. Ein gesundes Fasziennetzwerk passt sich bedarfsbedingt unseren körperlichen Anforderungen und Bedingungen an. Es funktioniert über mechanische Kräfte und ermöglicht die einwandfreie Arbeit des Stütz- und vor allem des Bewegungsapparates.

Dieses Maschenwerk – in seinem Aufbau in manchen Bereichen zart und locker, in anderen stark und dicht – präsentiert sich als kongenialer Partner mit dem Muskelgewebe und leistet bei einwandfreier Funktion einen wesentlichen Beitrag zu unserem Wohlbefinden. Es gibt uns Form und Kontur, weist eine hohe Zugspannung auf, ermöglicht gleitende Bewegungen und die Bewegungsfreiheit der Gelenke in vielen Richtungen und Winkelstellungen. Dieses faszinierende Netzwerkgebilde verbindet alle Teile des Körpers und fixiert sie am rechten Platz. Es reagiert auf wiederkehrende Dehn- und Bewegungsbelastungen, indem es seine Länge, Stärke und Gleitfähigkeit verändert.

Unsere Organe brauchen die Faszien, um einwandfrei zu funktionieren.

Ohne Faszien könnten die Organe ihre Funktion nicht erfüllen, die Arterien wären schlaff, der Muskel könnte nicht genügend Kraft entwickeln und hätte keinen Ansatz am Knochen. Erschütterungen und Druckveränderungen könnten nicht abgefangen, Bewegungen nicht koordiniert werden.

Bewegungsmangel kann zu Faszienverklebungen führen.

Wirken Kräfte von außen ein, werden sie durch die jeweilige Ausrichtung der einzelnen Faszienfasern in verschiedene Richtungen verteilt. Wenn ein Stoß zu stark ist, um vom Gewebe abgefangen zu werden, kommt es zur Schädigung der Organe (z. B. Leberkapselriss bei Autounfällen). In diesen Funktionsabläufen haben die körpereigenen Bindegewebszellen – die Myofibroblasten – eine wesentliche Bedeutung, da sie nach einer mechanischen Stimulation mehr Kollagen anlegen oder bei Bewegungsmangel Kollagen abbauen. Sogenannte Verklebungen oder eingeschränkte bis fehlende Bewegungen der Faszien werden heute als wichtige Ursache für die Abnahme koordinativer und funktionaler Fähigkeiten gesehen. In weiterer Folge wird der Lymphfluss durch Mangel an Muskel- und Faszienaktivität beeinträchtigt. Daraus resultieren ein angespanntes Körpergefühl sowie schmerzhafte, mitunter dauerhafte Bewegungseinschränkungen der Muskeln und Gelenke, sofern nicht aktiv Maßnahmen gesetzt werden, die diesem Prozess entgegenwirken.

1.1 Woraus bestehen Faszien?

Faszien sind ein wesentlicher Teil des Bindegewebes und bestehen primär aus den Basisbausteinen des Lebens: Kollagen und Wasser. Die Produktion der Kollagenfasern erfolgt mit Hilfe spezieller Bindegewebszellen, der sogenannten Fibroblasten. Diese sind für den Zusammenbau der Strukturproteine bzw. des Gerüsteiweißes verantwortlich und als Teil des sogenannten Grundsystems in der extrazellulären Matrix (der Grundsubstanz) eingebettet. Die Eigenschaften der Kollagenfasern kommen dem Bindegewebe zugute, da sie zum einen eine leichte Dehnbarkeit, zum anderen eine hohe Reißfestigkeit gewährleisten.

> **Insbesondere die Zugfestigkeit kollagener Fasern ist beachtlich – sie erreicht durch den vernetzten Aufbau jene von Stahl.**

Elastin und Kollagen machen Faszien erst dehnbar.

Die Blase oder die Haut sind Beispiele für hohe Dehnbarkeit dank Elastin.

Faszien unterstützen wesentlich die Formgebung unseres Körpers. Sogar im Mutterleib wird bereits Kollagen produziert, damit sich in weiterer Folge anorganische Mineralien wie beispielsweise Kalzium, Magnesium u. a. einlagern können, um aus weichen Fasern harte Knochen werden zu lassen. Das Strukturprotein Elastin spielt im Fasziengewebe ebenfalls eine wichtige Rolle und ist für den Halt und die Formgebung verantwortlich. Wie sein Name schon sagt: Es besitzt hohe Elastizität – vergleichbar mit jener eines Gummibandes. Nach dem Auseinanderziehen kehrt es in seine ursprüngliche Form zurück. Viele Organe, die Elastin enthalten, wie z. B. die Harnblase oder die Haut, profitieren von dieser besonderen Dehnbarkeit. Die Bindegewebszellen (Fibroblasten) sind die wichtigsten Komponenten beim Aufbau von Faszienbindegewebe, da sie sowohl Kollagen als auch Elastin als Grundbausteine bilden.

Fibroblasten sind anpassungsfähig und »trainierbar«.

Die Fibroblasten sind Teil des sogenannten Grundsystems und im Fasziengeflecht zu finden, und zwar immer in der Menge, die das jeweilige Organ benötigt. Das Entscheidende dabei ist, dass sich die Fibroblasten der jeweiligen Belastung von außen anpassen. Entsprechendes Training erhöht daher sowohl Anzahl als auch Aktivität der Fibroblasten, und der Muskel bildet sich, umgeben von dem Fasziengeflecht, besser aus.

Unsere Immunabwehr hängt mit der Aktivität der Fibroblasten maßgeblich zusammen.

Die Bindegewebszellen sind aber nicht nur für diese beiden Faserproteine (Kollagen und Elastin) zuständig. Vielmehr scheiden sie auch Enzyme und Botenstoffe aus, die ihrerseits mit anderen Zellen kommunizieren. Auf diese Weise haben die Fibroblasten auch einen maßgeblichen Einfluss auf unser Immunsystem und interagieren mit jeweils ortsansässigen Immunzellen.

1.2 Welche Bedeutung hat das Grundsystem?

Balance und Regulierung sind die Aufgaben des Grundsystems.

Das Grundsystem – auch Matrix genannt – stellt ein wandlungsfähiges, zumeist wässriges Milieu dar, in dem die Zellen eingebettet sind und alle Lebensvorgänge in beeindruckender Komplexität und Geschwindigkeit ablaufen. Hier befindet sich der Sitz der Säure-Basen-Regulation, und in diesem Medium gelangen Nährstoffe und Sauerstoff zur Zelle. Auch werden hier Stoffwechselgifte entsorgt. Die Bestandteile des Grundsystems bilden eine Funktionseinheit und bestehen aus Zellen des lockeren, weichen Bindegewebes, Blut- und Lymphgefäßen, peripheren Nerven des vegetativen Nervensystems, hormonproduzierenden Drüsen und dem wässrigen Milieu, welches jede Zelle unseres Körpers umgibt (extrazelluläre Flüssigkeit). Fibroblasten, Immunzellen, Lymphzellen und viele verschiedene Stoffe schwimmen in einer Flüssigkeit. Diese Bestandteile und die sie umgebende Flüssigkeit nennt man Grundsubstanz oder auch Matrix. Die Flüssigkeit besteht aus Wasser und Zuckermolekülen, die wiederum das Wasser binden.

Je nach Anforderung verändert das Grundsystem seine biochemische und elektromagnetische Struktur. Beim Auftreten von Störungen in einem bestimmten Körperbereich wird es dazu gezwungen, sich regional einer Schieflage anzupassen. Ein Ungleichgewicht im Grundsystem führt auch zu Störungen an den Schwachstellen des Organismus. Seine Regulationsfähigkeit ist innerhalb des Grundsystems vom Zustand der extrazellulären Matrix abhängig, der sowohl Gesundheit als auch Krankheitsentstehung beeinflusst.

Dauerbelastung und Stress gefährden das Gleichgewicht des Grundsystems.

Der zunehmende Verlust an Regulationsfähigkeit kann für längere Zeit unbemerkt bleiben, da das Grundsystem dazu befähigt ist, Symptome abzuschwächen. Bei fehlender Einleitung von Gegenmaßnahmen (z. B. durch therapeutische Intervention) erstarrt das System der Grundregulation jedoch irgendwann einmal. Diese Erstarrung von Grundsubstanz und Grundregulation kann die Voraussetzung für die Entstehung von Krebs und chronischen Krankheiten schaffen. Bei chronischen Krankheiten und Degenerationen steht daher die gestörte Grundregulation im Zentrum der Fragen rund um Krankheitsentstehung, Diagnostik und Therapie.

Schwerwiegende Erkrankungen können die Folge einer Störung des Grundsystems sein.

Bei chronischer Belastung, die Jahre bis Jahrzehnte dauern kann, durchlaufen die Patienten verschiedene Krankheitsphasen. Typischerweise werden im Verlauf eines chronischen Belastungssyndroms alle biologischen Parameter verändert. Als übergeordnete Krankheitsursache ist die Entgleisung aller Regelvorgänge zu sehen.

Belastung bedeutet für den Organismus Anpassung an einen Dauerreiz, wobei diese von der Regulationsfähigkeit des Körpers abhängt. So stellen chronische Belastungen den Anfang eines Regulationsproblems dar, das mit einer Störung der Grundregulation beginnt. Ein Dauerreiz bleibt durch lokale Abwehrkräfte primär lokal beschränkt und bewirkt eine lokale Dysfunktion des Grundsystems (lokale regulatorische Entartung, regulatorische Desintegration). Seine Allgemeinwirkung erfasst den Gesamtorganismus nur langsam.

Faszientraining kann das Immunsystem stärken und Krankheiten vorbeugen.

Wird das durch minimale Dauerbelastung destabilisierte Grundsystem nun durch eine mehr oder weniger banale sekundäre Noxe (Schädigung als »Zweitschlag«) getroffen, kann diese überwertig beantwortet werden und über eine globale Störung der Grundregulation eine Fernstörung auslösen, unabhängig vom Ort der Lokalisation. Das heißt, zunehmende Reizdauer und Reizstärke (oft durch Summationseffekte) bewirken, dass die primär lokale Regulationsstörung unter Einbeziehung zentraler Regelmechanismen generalisiert wird. Folge davon ist Dysmetabolie (Stoffwechselstörungen im Grundsystem), die zu Degenerationserscheinungen führt, primär in der Matrix, später auch in den Organzellen, um letztlich den Gesamtorganismus in Form eines chronischen Belastungssyndroms zu erfassen. Die medizinisch-therapeutische Aufgabe besteht daher darin, die primären Auslöser zu finden und auszuschalten. Dadurch kann eine Verbesserung oder Normalisierung der Grundregulation erfolgen. Hier setzt auch die therapeutische Einflussnahme über das Fasziennetzwerk an.

1.2.1 Wozu brauchen wir die extrazelluläre Matrix?

Wasser und Feuchtigkeit sind in ihrer Relevanz für unseren Körper nicht zu unterschätzen.

Die extrazelluläre Matrix hat einen großen Einfluss auf die Versorgung der Bindegewebszellen und in weiterer Folge auch auf das jeweilige Organ. Jede Information – physiologisch oder pathologisch – erfolgt über die extrazelluläre Matrix (ECM, Grundsubstanz), die alle Systeme zu einem Komplex verbindet. Sie besteht aus faserigen Bestandteilen (Kollagenfasern, retikulären und elastischen Fasern) und Flüssigkeit mit den darin gelösten Substanzen. Innerhalb der Grundsubstanz befinden sich somit viele elastische und bewegliche Mikroelemente, die zwischen den kollagenen Fasern als Puffer wirken. Des Weiteren finden sich im menschlichen Körper mit Flüssigkeiten ausgestattete Gleitflächen und hydrostatische Kammern, etwa in den großen Körperhöhlen.

Verschiedene Glykoproteine (Zucker-Eiweiß-Verbindungen) und Polysaccharide (Mehrfachzucker) stellen neben Wasser den mengenmäßig größten Anteil dar. Wasser ist nicht nur das Medium, in dem der Zellstoffwechsel stattfindet, unser Bindegewebe besteht zu 70 Prozent aus Wasser. Je höher die Feuchtigkeit in der Matrix, umso höher ist unsere Beweglichkeit. Neben dem Element Wasser kommt dabei der Hyaluronsäure eine große Bedeutung zu. Sie ist eigentlich ein Zuckermolekül und beeinflusst den Wasserhaushalt. Sie wird – ebenso wie Kollagene und Elastin – von den Fibroblasten hergestellt, ist in allen Faszienschichten vorzufinden und ermöglicht ihr Gleiten gegeneinander. Hyaluronsäure ist ein guter Wasserspeicher (darum auch in der Kosmetik beliebt) und für das lockere Bindegewebe von Bedeutung. Auch in Strukturen wie der Haut, den Bandscheiben und der Gelenkflüssigkeit leistet die Hyaluronsäure unverzichtbare Dienste.

Hyaluronsäure dient als Wasserspeicher – vielen aus der Kosmetik bekannt.

Zudem beinhaltet die Matrix Nährstoffe wie beispielsweise Aminosäuren, Zucker (Glukose), Gewebshormone sowie Elektrolyte. Sie dient in erster Linie als Fixierungsmöglichkeit für die in sie eingebetteten Zellen und hat neben der bereits erwähnten Funktion als gewebeinterner Wasserspeicher auch die Funktion als Kittsubstanz zwischen den Zellen. Abhängig vom Bindegewebstyp weist die Matrix eine unterschiedliche Menge von Abwehrzellen, Lymphzellen oder auch Fettzellen auf.

1.2.2 Warum ist Wasser für die Faszien wichtig?

Ausreichende Wasserzufuhr während des Trainings ist sehr wichtig.

Da Faszien, wie bereits erwähnt, zu etwa 70 Prozent aus Wasser bestehen, ist eine dementsprechend große Bedeutung naheliegend.

Es gibt in diesem Zusammenhang einen interessanten Mechanismus: Wenn Sie an den Faszien ziehen, reduziert sich der Wassergehalt, nach dem Dehnen saugt sich das Bindegewebe wieder mit Wasser voll. So werden der Flüssigkeitsaustausch und damit der Stoffwechsel im Gewebe angeregt. Verklebungen lösen sich, und die Regeneration kann durch den verbesserten Stoffaustausch beschleunigt werden. Damit erklärt sich auch die Notwendigkeit einer entsprechenden Wasserzufuhr während eines Trainings. Wenn Sie ausreichend trinken, könnte der Wassergehalt Ihrer Faszien nach dem Stretching sogar größer sein als vorher. Angenehme Folge: Die sogenannte Schmierschicht wird geschmeidiger.

▪ Beispiel Orange

Wenn Sie eine Orange näher betrachten, erkennen Sie eine feine weiße Hautschicht, welche die gesamte Orange umgibt, aber auch jene weißen Häutchen, die im Inneren die Kammern umschließen. Das sind gleichsam die Faszien der Orange, vergleichbar mit jenen des Menschen (Schleip 2015).

Was Sie über Bindegewebe wissen müssen

18–23 kg schwer ist unser Bindegewebe.
Ein Viertel des gesamten Körperwassers wird vom Bindegewebe gespeichert.
Das Bindegewebe ist abhängig von äußerer Belastung und passt sich so den Anforderungen an.
Im Laufe eines Jahres wird ungefähr die Hälfte der Kollagenfasern ausgetauscht, d. h., Bindegewebe kann sich immer wieder neu bilden.
Der Wassergehalt nimmt im Alter ab, die Faszien verfilzen.

1.3 Welche Funktionen haben Faszien?

Die Faszien sind heute als Organ mit seinen vier Hauptfunktionen anerkannt.

Erst seit rund 50 Jahren ist das Bindegewebe per se ein Thema. Einst als funktionsloses Füllmaterial verkannt, wird es heute als eigenes Organ angesehen und geschätzt.

Um seine vier Hauptfunktionen – Formen, Bewegen, Kommunizieren, Versorgen – erfüllen zu können, leistet das Bindegewebe v. a. rund um die Organe bzw. unter der Haut spezielle Aufgaben: Es dient dem Stoffwechsel von Zellen und Organen sowie dem Wasser- und Stoffaustausch. Zusätzlich verlaufen im Bindegewebe Lymphe, Blutbahnen und Nerven.

Unser Bindegewebe ist eine lebendige, dynamische Struktur, in der Austausch und Kommunikation stattfinden.

Egal, welcher Faszientyp, egal, an welchem Organ, das Grundprinzip des Bindegewebes bleibt funktionell immer gleich: Faszien sorgen für Form und Statik unseres Körpers. Diese Funktion beinhaltet Struktur, Muskelspannung, Schutz, Stütze, Bewegung der Körperglieder. Die Funktionen kennt man schon lange. Neu ist jedoch die Erkenntnis, dass diese Funktionen nicht nur von Muskeln, Sehnen und Knochen abhängig sind, sondern dass das Bindegewebe hierbei eine tragende Rolle spielt. Heute wird das Bindegewebe als lebendige Struktur verstanden, in der Versorgung und Kommunikation stattfinden. Das fasziale System ist ein Tragwerksystem, in dem sich Strukturen durch Druck und Spannung selbst stabilisieren. Die Körpergestalt wird durch ein dreidimensionales Spannungsnetz des Bindegewebes bestimmt.

Das Fasziennetzwerk fungiert als dreidimensionales Spannungsnetz.

Dieses Netz verbindet die einzelnen Körperzellen miteinander, in ihm sind die Organe, alle Muskeln sowie Kreislauf- und Nervensystem eingebettet. Die Knochen sind – anatomisch bzw. physiologisch gesehen – verhärtete Bestandteile dieses Systems, welche die Wechselwirkung zwischen der Gravitation und dem Körper in der Bewegung widerspiegeln und den Beanspruchungen dauernd angepasst werden.

Rezeptoren und Sensoren machen die Faszien zu einem Sinnesorgan.

Die moderne Forschung spricht im Bindegewebe sogar ein beträchtliches Kommunikationspotenzial zu: Jedes Organ ist von Bindegewebe umgeben, und das Fasziennetzwerk durchdringt unseren gesamten Körper. Daher erhält die Fähigkeit der Faszien, über Rezeptoren und Sensoren Signale zu senden, die auch der Durchführung von Bewegungen dienen bzw. Rückkoppelungen durch bewusst gesetzte Bewegungsmuster auslösen, eine besondere Bedeutung. Gibt es an einer Stelle des Netzwerks eine Störung, wirkt sich das im übrigen Bindegewebe bzw. körperweit aus.

In diesem Sinne erlangen die Faszien durchaus die Dimension eines Sinnesorgans.

1.3.1 Faszien als Sinnesorgan?

Rezeptoren sind Nervenendigungen und leiten bestimmte »Befehle« oder Informationen an die Muskeln weiter. Dabei kann es um Dehnung, Streckung oder bestimmte Bewegungen gehen. Umgekehrt können diese »Befehle« auch aus dem Muskel kommen und ans Gehirn weitergeleitet werden. Auch in den Faszien um die Muskeln und Nerven sitzen derartige »Bewegungs«-Rezeptoren, auch Mechanorezeptoren genannt. Dazu zählen

- Pacini-Körperchen,
- Ruffini-Körperchen,
- Golgi-Sehnen-Apparat,
- interstitielle Rezeptoren.

Rezeptoren sind Befehlshaber und -empfänger von Sinneseindrücken.

Diese Rezeptoren sind »spezialisiert« auf das Wahrnehmen von Druck, Bewegung, Lageveränderung und Berührung sowie die entsprechende Reaktion darauf. Dabei hat jeder Rezeptortyp seine eigene Aufgabe. So reagieren Pacini-Körperchen auf schnelle, ruckartige Bewegungen, auf Vibration und schnellen Druckwechsel. Sie brauchen jedoch immer wieder neue Anreize. Bleiben die Reiz- oder Bewegungsimpulse hingegen über längere Zeit gleich, reagieren sie nicht mehr. Über die Ruffini-Körperchen erfolgen Reaktionen auf massageartige Bewegungen wie Dehnung oder lange anhaltenden Druck.

Rezeptoren gibt es nicht nur in Bindegewebsschichten und in Gelenken, sondern auch in den Muskelfaszien und Sehnen selbst.

Golgi-Sehnen-Apparate hingegen brauchen die aktive Reizung des Muskels. Da sie sich an den Sehnenübergängen befinden, können sie bei einer Zugbelastung der Sehnen die Muskelspannung senken. Sie schützen somit die Sehnen und Gelenke vor Überlastung. Der häufigste Rezeptortyp sind die interstitiellen Rezeptoren. Sie sind spezialisiert auf das vegetative Nervensystem und haben Zugang zu unbewussten Bewegungen und Vorgängen (z. B. Verdauung). Diese Rezeptoren melden uns Druck, Schmerz und Temperaturunterschiede. Insgesamt sind die vier Rezeptortypen für unsere Eigenwahrnehmung im Raum zuständig: Wie bewege ich mich? Wo bewege ich mich? Welche Lage nehme ich ein? Diese Funktion der Wahrnehmung von Körperbewegung und -lage im Raum bzw. der Lage/Stellung einzelner Körperteile zueinander nennt man Propriozeption.

Schmerzfühler in der tiefen Rückenfaszie machen sensibel/anfällig für Rückenbeschwerden.

Die Existenz der Rezeptoren und deren Funktion sind für die Wissenschaft im Großen und Ganzen nichts Neues. Überrascht hat die Forschung jedoch, dass die Rezeptoren nicht nur in Bindegewebsschichten und in Gelenken vorkommen, sondern auch in den Muskelfaszien und Sehnen selbst. Neu ist zudem die Erkenntnis, dass es noch viel mehr Sensoren gibt, nämlich sogenannte Motoneuronen, die eine Muskelbewegung aktivieren. Das bedeutet, dass unsere Bewegungen eigentlich vom Spüren über das Nervensystem geleitet sind und nicht ausschließlich von der Aktivierung eines Muskels. Das Fasziengewebe verfügt über wesentlich mehr Sensoren und Nervenendigungen als der Muskel selbst.

Das vegetative Nervensystem reagiert auf Faszienbehandlung.

Aufgrund dieser Erkenntnisse erlangt das Bindegewebe heute eine gänzlich neue Stellung. Faszien werden nun als eigenständiges Sinnesorgan und Informationssystem verstanden. Unser Gehirn scheint von diesem Informationssystem abhängig zu sein. Denn selbst die banalsten Bewegungen oder Tätigkeiten, wie z. B. das Aufrechtstehen, unterliegen dem Einfluss der Faszien, v. a. jener des Bewegungsapparats. Die Bewegungswahrnehmung und die innere Wahrnehmung werden durch die Faszien gesteuert, was sie fast zu einem Teil des Nervensystems werden lässt.

Zusätzlich besteht ein Zusammenhang zwischen Faszienrezeptoren und vegetativem Nervensystem. Dieses Nervensystem regelt alle unbewussten Vorgänge, wie Darmbewegungen, Pulsfrequenz oder Blutdruck. Am Beispiel der Behandlung der Faszien durch Massage lässt sich dies gut erkennen. Die Reaktionen auf solche Handgriffe lassen sich nicht zuletzt durch kommunikative Signale über das vegetative Nervensystem erklären. Insofern spielen die Faszien eine Rolle, da Rezeptoren auf Druck reagieren, dies an das Gehirn weiterleiten und so den Spannungszustand verändern.

1.3.2 Welche Erklärung gibt es für den Schmerz?

Der Ursprung des Schmerzes liegt im Grundsystem.

Wissenschaftler erklären das Phänomen Schmerz in Bezug auf Faszien über das Grundsystem. Hier befindet sich bekannterweise die extrazelluläre Matrix, deren zähflüssige Konsistenz an jene von rohem Eiweiß erinnert, zumal es Zucker-Eiweiß-Verbindungen (Proteoglykane) sind, die gemeinsam mit dem von den Fibroblasten gebildeten Kollagen für eine erhöhte Festigkeit der Matrix sorgen. Die Fibroblasten verfolgen in der Matrix zwei Aufgaben: Zum einen streifen sie als Kontrollorgane durch die Matrix, zum anderen beeinflussen sie maßgeblich die Gewebespannung aufgrund ihrer Ketten-Produktion. Die Gewebespannung kann verschiedene Qualitäten einnehmen – von flüssig über zähflüssig bis steif. Sie hat somit auch Einfluss auf den Viskositätszustand – also die Fließfähigkeit bzw. Geschmeidigkeit – der extrazellulären Matrix.

Der Schmerz verläuft stufenweise bis hin zur manifesten Krankheit.

Bestehen beispielsweise über einen längeren Zeitraum Verspannungen, so unterbindet die betroffene Muskulatur die Durchblutung der Region. Es kommt zu einer Mangelernährung, zum Anfall von Stoffwechselschlacken, zur Verringerung der Sauerstoffversorgung im Gewebe und zu einer Zunahme der Zähflüssigkeit in der Matrix vom Sol- zum Gelzustand – erkennbar durch die sogenannten Gelosen oder Myogelosen, auch als Muskelhartspann oder -schwiele bekannt. Myogelosen sind nicht nur als Einzelknötchen oder wurstähnlichen Gebilden tastbar, sondern fallen auch durch ihre lokale oder ausstrahlende Schmerzhaftigkeit auf. Dies erklärt auch das Phänomen des Verklebens von Faszien mit zunehmender Einschränkung der Gleitfähigkeit der Schichten zueinander und Reduktion der Beweglichkeit. Es beginnt ein Circulus vitiosus (»schädigender Kreislauf«), der sich wie eine Abwärtsspirale in einen Prozess entwickelt, dessen Folgen von Schmerzen über Bewegungseinschränkung bis hin zur Entstehung von Krankheiten reichen können.

Fibrose statt Heilung durch Kollagen

Genau hier liegt der entscheidende Moment im Zusammenhang mit dem Wundmanagement unseres Körpers: Stellen die Bindegewebszellen z. B. eine Wunde fest, stellen sie Unmengen von Kollagen zur »Heilung« her und ziehen das Netzwerk zusammen, um die Wunde zu verschließen – eigentlich ein sinnvoller Mechanismus, denn nach Abschluss der Wundheilung sterben die herbeigeholten Zellen ab. Das ist aber nur dann perfekt, wenn es sich um eine harmlose, einmalige Wunde handelt.

Was aber geschieht bei einer Entzündung oder einer Dauerüberforderung eines Körperteils? In diesem Fall produziert die Bindegewebszelle unaufhörlich Kollagenfasern weiter, was bis zu einer Fibrose führen kann. Man kann sich das Ergebnis dieser Entwicklung wie einen zu heiß gewaschenen Pullover vorstellen, bei dem die Wollfasern ihre Geschmeidigkeit und Elastizität verlieren und verfilzen. Genauso sehen dann auch unsere Faszien aus, wenn verklebte und feste Faseranhäufungen entstehen. Findet diese Entwicklung tief im Inneren des Körpers statt, kann dies bis zur Zerstörung von Organen führen und wird von Forschern sogar mit der Entstehung von Krebs in Zusammenhang gebracht. Nun ist das Bindegewebe tatsächlich an der Entstehung von Krebs beteiligt, da es zum Wachstum und zur Streuung des Karzinoms beiträgt. Außerdem bildet es in diesem Fall aufgrund der enormen Wundheilungsaktivität eine Kapsel um den Tumor. Je fester sich die Kapsel um den bösartigen Tumor schließt, desto stärker wird seine Wachstumsaktivität angeregt – ein Teufelskreislauf. Das Thema Krebs und Faszien wird daher die Wissenschaft erwartungsgemäß noch lange beschäftigen.

▪ Gibt es Heilung für den Rückenschmerz?

Nur wenige Schmerzpatienten erhalten eine eindeutige Diagnose.

Oft haben wir den Eindruck, dass jeder Mensch schon einmal oder gerade – womöglich ständig – von Rückenschmerzen betroffen ist – also von Schmerzen, die organisch nicht erklärbar sind. Tatsächlich handelt es sich um ein wahres Volksleiden, das unzählige Arztbesuche, Infiltrationen, medikamentöse Schmerztherapien und Physiotherapien zur Folge hat. Chronischer Rückenschmerz führt letztlich oft zu Frühpensionen, was auch volkswirtschaftlich zu Buche schlägt. Schmerzsyndrome nehmen in ganz Österreich zu. Leider bleibt es nicht nur bei Rückenbeschwerden, sondern die Schmerzen strahlen aus, u.a. in Schulter, Extremitäten, Bauch- oder Brustbereich. Trotz modernster Diagnostik bleibt die Suche nach einem entsprechenden Substrat zur Erklärung einer entsprechenden Diagnose oft ohne Ergebnis. Tatsächlich bekommen lediglich 20 Prozent der Betroffenen ihre Schmerzen auch »Schwarz auf Weiß« erklärt.

Wunden in der Faszie führen zu folgenreichen Entzündungen.

Die restlichen 80 Prozent müssen oft mit diffusen Begründungen, wie »verschlissen«, altersbedingt, abgenutzt oder gar psychosomatisch, leben. Hier hakt die Faszienforschung ein: Da die Rückenfaszie von unzähligen Schmerzrezeptoren besiedelt ist, nimmt man an, dass jedes Problem in diesem Bereich die Ursache bzw. die Folge eines Rückenleidens ist. Unterstützt durch Forschungsarbeiten aus den USA, erklärt sich bei vielen Patienten der Rückenschmerz durch eine Störung des reibungslosen Gleitens der drei Lagen der Lendenfaszie. Durch Fehlhaltungen oder einseitige Belastungen können Risse bzw. Wunden in dieser Faszie entstehen und zu Entzündungen führen, die wiederum Signale an die Muskeln senden. In diesem Meldungskreislauf kommt es zu Muskelstörungen und Verspannungen, deren logische Konsequenz chronischer Rückenschmerz ist.

Der Wissenschaftler Robert Schleip stellte diese Annahme unter Beweis, indem er Faszienstücke in eine Apparatur einspannte und Botenstoffen aussetzte, die der Körper bei Stress ausschüttet. Ergebnis: Bei einigen Substanzen reagierte die Faszie, indem sie sich langsam zusammenzog. Die Unabhängigkeit des Fasziengewebes vom Muskel bezüglich Stressreizen ist hiermit ein vielversprechender Hinweis (Schleip 2015).

1.4 Was also tun bei verfilzten Faszien?

Richtige und regelmäßige Bewegung beugt Verfilzungen der Faszien vor.

Lässt sich der Zustand der verklebten Faszien wieder in den Zustand der Geschmeidigkeit und Gleitfähigkeit überführen, wenn uns bereits Schmerz, Verspannungen und Bewegungseinschränkungen plagen? Generell empfiehlt sich natürlich regelmäßige Bewegung, da diese das Bindegewebe stimuliert. Wir alle kennen jedoch die eingeschränkte Fähigkeit und Motivation zu Bewegungsübungen, wenn uns Schmerzen das Leben schwermachen. Es ist jedoch belegt, dass die Fibroblasten durch Bewegung innerhalb von 72 Stunden neues Kollagen und die bereits bekannten Substanzen produzieren, die gemeinsam mit weiteren molekularen Werkzeugen zur Lösung der Gewebsverklebungen führen! Insgesamt dauert es allerdings bis zu einem Jahr, bis sich die Hälfte des Kollagens erneuert hat.

Fehlbewegungen im Alltag begünstigen Verspannungen und Beschwerden wie die »Frozen Shoulder«.

Aber nicht nur die Regelmäßigkeit durchzuführender Bewegungsmuster, sondern auch die Art der Bewegung spielt eine Rolle. Unsere Faszien bevorzugen federnde Bewegungen, wie sie etwa auch beim Tanzen oder Springen vorkommen, um die Faszienfitness zu fördern und dem Körper dadurch Zeit zu geben, sich wieder an die Geschmeidigkeit und Bewegungsfähigkeit anzupassen. Wissenschaftliche Studien belegen, dass Dehnungsübungen auch im Sinne von Stretching eine heilsame Wirkung auf unseren Bewegungsapparat haben. Nach dem besagten einen Jahr dürfen Sie sich über eine bessere und straffere Gesamtstruktur Ihres Körpers freuen. Sinnlos sind übrigens monotone, sich wiederholende Übungen.

Dehnung als Hoffnung auf Heilung.

Alle, die im Berufsleben mit Büro- und/oder Computerarbeiten beschäftigt sind, kennen eine Vielfalt an Verspannungsproblemen und -schmerzen: z. B. Schmerzphänomene im Unterarm, dem Ellenbogenbereich, an Hals und Schulter, aber auch im Rückenbereich – vor allem im Lenden- und Kreuzbeinbereich. Leiden wir bereits an handfesten Diagnosen, wie etwa einer »Frozen Shoulder«, so wird regelmäßige Bewegung allein nicht mehr reichen – das »Gesamtkonzept Körper« gerät aus dem Gleichgewicht. Immerhin klagen rund 30 Prozent der Büroangestellten über Schulterleiden. Die Arbeit am Computer und das Bedienen der Maus sind hierfür verantwortlich. Während dieser Arbeitsbewegung werden unsere Schultern hoch und unser Kopf in den Nacken gezogen. Ursprünglich als Stressreaktion des Menschen vor Gefahr geplant, um Genick und Rückgrat zu schützen, hat dieser reaktive Funktionsablauf dazu geführt, dass wir ungewollt Verspannungsmuster und Funktionseinschränkungen aufbauen. Das Faszienband, das in diesem Zusammenhang betroffen ist, nimmt seinen Weg zwischen den Schultern und verläuft über Nacken und Kopf bis hin zu den Augenbrauen. Bei Dauerstress und -verspannung kommt es zu einer Dauerkontraktion der Faszie, die sich wiederum auf die damit im Zusammenhang stehende Muskulatur überträgt. Dadurch werden nicht nur die Durchblutung und der Lymphfluss der versorgten Region auf nachteilige Weise beeinflusst, sondern auch Nervenzellen eingeengt, wodurch selbige in ihrer Kommunikationsfähigkeit und Signalweiterleitung empfindlich gestört werden können. Angespannte Schultern und Nacken führen über diese Mechanismen zu Kopf-, Arm- oder Handschmerzen, da die Bänder die einwirkenden Kräfte weiterleiten. Kribbeln beispielsweise in den Händen, als ob diese »eingeschlafen« wären, bis zu Taubheitsgefühl und der Entwicklung eines Karpaltunnelsyndroms mit den Folgen des Funktionsverlustes der Handmuskulatur sind bekannte Erscheinungen – Entwicklungen, welche es zu verhindern gilt. Obwohl solche Veränderungen nicht selten chirurgisch gelöst wurden und werden, zahlt es sich aus, über effektive Alternativen nachzudenken, deren Einsatzmöglichkeit natürlich davon abhängt, wie stark das Bindegewebe bereits geschädigt ist.

Abgeleitet von dem bisher Gesagten liegt daher Hoffnung darin, sich der Zug- und Dehnungsmuster bei entsprechenden therapeutisch angewendeten Bewegungsabläufen zu bedienen. Zellen »fühlen« mechanische Kräfte und werden in biochemische Signale übersetzt, welche bis zur DNA reichen. Das heißt, wenn wir z. B. unseren Arm dehnen, so reagieren unsere Bindegewebszellen – die Fibroblasten – auf diesen mechanischen Reiz. Die kleinen Zellen weiten sich im gedehnten Gewebe um bis zu 200 Prozent aus und senden Signalmoleküle in die extrazelluläre Matrix, die für eine reaktive Entspannung sorgt. Durch Ausweitung der Zellen auf eine derartige Größe wird außerdem die Grundspannung der Faszie verringert. So gesehen entwickelt unser Bindegewebe über die Fibroblasten seine eigene Spannung. Außerdem saugen die Bindegewebsschichten aufgrund der Wiederherstellung ihrer Gleitfähigkeit Wasser in das geschädigte Gewebe, welches im gesunden Zustand beinahe zu 70 Prozent aus diesem Medium allen Lebens besteht. Je mehr Feuchtigkeit in der extrazellulären Matrix besteht, umso besser funktionieren die Zwischenzellkommunikation, der Stoffwechselaustausch sowie alle physiologischen Funktionen und Mechanismen. Die bestehende Hoffnung, durch »banale« Dehnübungen eine »Frozen Shoulder« wieder zu aktivieren, scheint also durchaus berechtigt.

1.4.1 Bewegung im Alltag

Der Alltag lässt sich als Quelle für Bewegung nutzen.

Nicht nur gezielter Freizeitsport ist wichtig und sinnvoll, auch das Potenzial an Bewegungsmöglichkeiten im beruflichen und privaten Alltag ist nicht zu unterschätzen. Anders gesagt: Holen wir das Maximum an Beweglichkeit in unserem Alltag heraus. Wir müssen wieder lernen, dynamische Dehntechniken und Sprungkraftübungen mit möglichst kurzen Kontaktzeiten in unser tägliches Leben einzubauen. Je älter wir werden, umso wichtiger wird die Erhaltung der Faszienqualität durch ausreichende Bewegung. Zu wenig Bewegung bedeutet

Verfilzung des Bindegewebes und führt zu Alterssteifigkeit. Weitere Folgen sind erhöhte Sturzneigung und steigendes Verletzungsrisiko. Bleiben Ihre Faszien durch richtige Bewegung gesund, lässt sich Ihre körperliche Jugendlichkeit durch straffe Formen und elastische Beweglichkeit erhalten. Natürlich ist das alles anstrengend, aber wir benötigen den Aufbau der Muskelmasse, der Spannkraft unserer Faszien und der Geschmeidigkeit der gleitenden Schichten zueinander, um in Schwung zu bleiben und der Entwicklung von Beschwerden und Krankheiten entgegenzuwirken.

Knochen, Muskeln, Sehnen sowie Faszien und Nerven bauen mit der Zeit ab, wenn sie nicht beansprucht werden. Umgekehrt bauen sie sich bei regelmäßigem Training stetig auf. Wenn das Gesäß zunehmend der Schwerkraft folgt, die Haut schlaffer und die Cellulite stärker werden, sollten diese Signale als dringende Aufforderung zum Handeln verstanden werden.

Wir können jederzeit – auch im Alter – unsere Knochen- und Muskelmasse sowie die Beschaffenheit unserer Faszien positiv beeinflussen, wenn wir uns gezielt bewegen – auch im Alltag.

Es ist nie zu spät, um Knochen und Muskeln zu stärken.

1.4.2 Die Faszienlinien

Die Faszien befinden sich nicht einzeln und isoliert an einer Stelle, vielmehr durchziehen sie den gesamten Körper wie ein Netzwerk. Es ergeben sich Muskel-Faszien-Einheiten als Ketten, die wie Zugbahnen durch den Körper laufen und auch so funktionieren. Da die Funktionalität kontinuierlich von Kopf bis Fuß gewährleistet sein muss, lassen sich innere und äußere Faszienketten voneinander unterscheiden. Um den Zusammenhalt zu optimieren und die Effektivität zu steigern, sind die Faszien an definierten Knochenstellen befestigt. Nur so werden Haltung, Statik und effiziente Bewegungen möglich. Der Verlauf der Faszienfasern bestimmt auch jenen der vertikal oder schräg verlaufenden Ketten. Diese sorgen in weiterer Folge dafür, dass Kräfte übertragen, Bewegungen koordiniert und einwirkende Stoßkräfte gedämpft werden.

Die Faszienketten geben uns Haltung.

Beim aufrechten Stehen bemerken wir, dass eigentlich ein ständiges Ausbalancieren notwendig ist, was besonders mit geschlossenen Augen der Fall ist. Hier zeigt sich das Spannungsnetzwerk von Faszien und Muskeln, das höchst dynamisch funktionieren muss. Die Muskelspannung wird wesentlich über die Faszien gesteuert.

In der Architektur finden wir im Tensegrity-Modell Anleihen für unser Fasziennetzwerk.

Ein vergleichbares Modell hinsichtlich eines Spannungs-Netzwerks finden wir in der Architektur im sogenannten Tensegrity-Modell, einer Statikkonstruktion. Vergleichen wir unsere Faszien mit Seilen, die ihren Antrieb über unsere Muskulatur erhalten, funktionell über unsere Gelenke im Sinne von Umlenkrollen verlaufen und Kräfte dann auf den Knochen übertragen, so ergibt sich daraus höchstmögliche Flexibilität, verbunden mit größtmöglicher Stabilität. Dieses unter Zugspannung stehende Modell ermöglicht somit Stabilität und

Ohne Zuglinien würden wir über keine Koordination verfügen.

Dynamik. Das architektonische Konstrukt besteht aus stabilen und elastischen Elementen, wobei die elastischen Elemente unter Spannung stehen. Die stabilen Elemente sind ausschließlich durch elastische Elemente miteinander verbunden, wobei sich die stabilen Elemente einander nirgends berühren. Die Spannung im gesamten System wird daher von den elastischen Elementen hergestellt.

Ähnlich funktioniert dieser Mechanismus in unserem Körper. Die Muskel-Faszien-Ketten entsprechen den elastischen Elementen und die Knochen den stabilen. Dieses System reagiert gleichermaßen sensibel wie dynamisch auf jede Bewegung. Im Unterschied zur Ansicht der klassischen Anatomie (re)agiert der Muskel nicht isoliert, sondern immer im Zusammenhang mit dem faszialen Netz, mit einer körperweiten Auswirkung. Eine Aktion an einer Stelle führt zu einer Reaktion an einer anderen, d. h., es gibt größere funktionale Faszieneinheiten. Diese Muskel-Faszien-Ketten bzw. Zugbahnen unterstützen unsere Koordinationsfähigkeit und verhelfen uns zu geschmeidigeren Bewegungen. Aufgrund dieses Zugbahnen-Systems reichen in einem Training keine isolierten Übungen für einzelne Muskelgruppen, vielmehr müssen wir die Zugbahnen dieses Systems aktiv »ansprechen«. In unserem Körper gibt es vier wichtige Zugbahnen, die jeweils sowohl eine Halte- als auch Bewegungsfunktion besitzen. Diese Zugbahnen werden in ▶ Kap. 5 näher beschrieben. Zusätzlich verfügen die Faszienketten über sogenannte Pufferzonen, die verhindern, dass sich punktuelle Störungen oder Verspannungen auf die Kette übertragen. Mitunter werden diese Zonen stark beansprucht, da sie an Kreuzungspunkten liegen, die als Diaphragmen (membranartige Strukturen) bezeichnet werden. Die wichtigsten Zonen sind Kreuzungspunkte und somit am meisten beansprucht: der Beckengürtel, das Zwerchfell, der Schultergürtel, das Zungenbein (ein kleiner, gebogener Knochen am Mundboden unterhalb der Zunge, der zum Schädelknochen gehört) sowie der zerviko-okzipitale Übergang (Übergang von der Halswirbelsäule zur Schädelbasis-Halswirbelsäule).

Beim Schultergürtel laufen alle internen und externen Faszien zusammen und fungieren als Schaltstelle.

Stoßdämpfende Aufgaben kommen den Füßen, allen Gelenken, dem Übergang zwischen Lendenwirbelsäule und Kreuzbein, dem Zwerchfell, dem Schultergürtel sowie dem Komplex des ersten und zweiten Halswirbels in Verbindung mit dem Hinterhauptbein zu.

Der Shaolin-Weg im Faszientraining

R. Egger, H. Schoberwalter, *Dynamische Faszien*,
DOI 10.1007/978-3-662-49937-5_2, © Springer-Verlag GmbH Deutschland 2017

Wir wissen aus eigener Erfahrung, dass wir uns wohl und fit fühlen, wenn wir uns bewegen und unseren Körper mit den richtigen Lebensmitteln ernähren. Wir fühlen uns nicht nur körperlich gut. Auch geistig-mental fühlen wir uns ausgeglichen und zufrieden. In den Anfängen der Traditionellen Chinesischen Medizin finden wir eine Idee, wie sich diese Erfahrungen zusammenfassen lassen.

In diesem Kapitel erfahren Sie die wesentlichen Hintergründe und Methoden, warum sich das Shaolin-Faszientraining so positiv auf körperliche Gesundheit, Wohlbefinden, Zufriedenheit und Lebensfreude auswirkt.

2.1 Freude, Gesundheit und Begeisterung – die drei Schätze

Die Traditionelle Chinesische Medizin lehrt uns die drei Schätze.

Eine der grundlegenden Quellen der chinesischen Medizin ist die Idee der »Drei Schätze« oder »San Bao«. »San« ist das chinesische Wort für »drei«. »Bao« steht für Schätze, welche sich nicht kaufen lassen. Es handelt sich um innere Schätze wie Gesundheit, Zufriedenheit, Freude, Begeisterung, Energie u.Ä. Als die drei Schätze der chinesischen Medizin werden die drei Energiequalitäten Jing (Essenz), Qi (Energie) und Shen (Geist) bezeichnet, welche sich untereinander umwandeln können. In der Traditionellen Chinesischen Medizin (TCM) geht es stets darum, die »drei Schätze« in Balance zu bringen.

Störungen von Qi, Jing und Shen führen demnach über kurz oder lang zu Krankheit (Abb. 2.1).

Jing, Qi und Shen als unverzichtbare Lebens- und Energieelemente

Die chinesische Medizin sieht im zufriedenen und gesunden Leben das gute Funktionieren vitaler Energien. Diese manifestieren

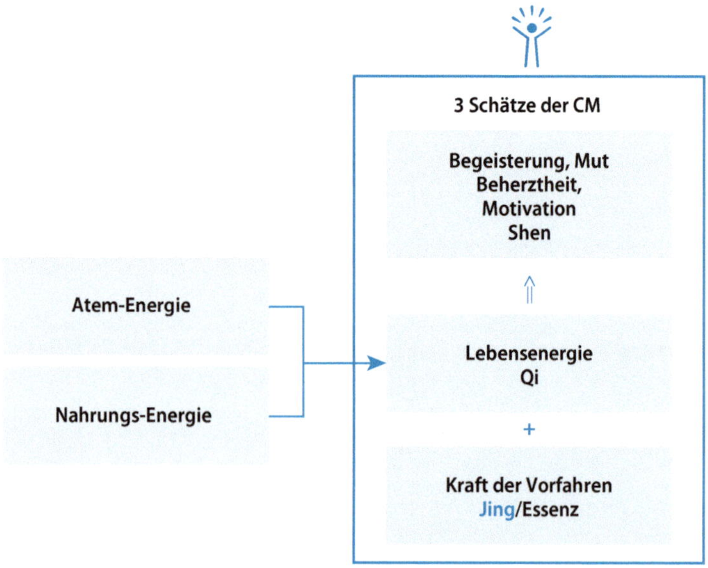

Abb. 2.1 Drei Schätze der chinesischen Medizin

sich in verschiedenen Ausprägungen. An der Basis von allem liegt Qi. Alle weiteren Energien sind Abwandlungen von Qi, um dem Wissenden die Möglichkeit zu geben, Freude, Zufriedenheit und Begeisterung konkret aufzubauen. Zusammenfassend ist festzuhalten, dass Shen (das Feuer der Begeisterung, Mut, Motivation, Lebensfreude, Beherztheit) gebildet wird, indem sich Qi (Lebensenergie) und Jing (Essenz oder die Kraft der Vorfahre) verbinden. Ein Mangel an Lebensfreude, an Begeisterung weist darauf hin, dass im energetischen Menschen eine Unausgewogenheit, eine Dysbalance besteht. In der Umkehrung bedeutet das: Wenn ich mehr Freude, Begeisterung, Zufriedenheit und Motivation erleben möchte, dann kann ich dies durch eine verbesserte Aufnahme von Qi erreichen.

Ein einfaches Beispiel kann Ihnen diesen Zusammenhang darstellen:

Besiegen Sie Ihre Müdigkeit mit Bewegung

Sie verbringen den gesamten Tag sitzend im Büro und fühlen sich am Abend geistig erschöpft und ausgelaugt. Sie überwinden sich, noch eine kleine Runde spazierenzugehen. Und obwohl Sie diese Überwindung große mentale Anstrengung kostet, fühlen Sie sich nach diesem Spaziergang wohl und frisch. Sie könnten auch eine Runde laufen oder in einem Fitness-Studio eine Trainingseinheit absolvieren.

Jede Form von Bewegung wird Ihren müden und abgespannten Zustand verbessern. Warum? Die meisten Menschen haben während des Tages eine eingefallene Körperhaltung. Die Brustwirbelsäule ist nach vorne gekrümmt. Das Gewicht der Schulterblätter und der Schulter ruht dabei auf der Lunge. Die Atemmuskulatur ist nicht in der Lage, dieses schwere Gewicht bei jedem Atemzug zu stemmen. Der Atem ist flach und träge.

Der Stress führt zu Verspannungen des gesamten Schultergürtels und der ganzen Brustmuskulatur. Auch diese Verspannungen verhindern, dass der Atem tief und entspannt fließen kann. So erhalten wir während des Tages zwar genug Atemenergie, um überleben zu können. Für überschäumende Begeisterung, Freude und Zufriedenheit fehlt es allerdings ein wenig. Im Laufe der Jahre gewöhnen wir uns an diesen Effekt. Unser Qi schwindet langsam, und wir altern.

Nutzen Sie die Effekte, die Sie durch Bewegung auslösen

Kaum haben wir uns aber überwunden und sind körperlich aktiv geworden, ändert sich das Bild. Nachdem wir uns bewegt haben, fühlen wir uns besser, vitaler und freudiger. Was ist passiert? Die körperliche Aktivität hat dazu geführt, dass wir uns in aufrechter Haltung bewegt haben. Die Schulterblätter sind nach hinten und nach unten gewandert. Die aufrechte Körperhaltung entlastet unsere Atemmuskulatur. Wir können entspannter sowie tiefer ein- und ausatmen. Wir nehmen mehr Sauerstoff in die Lungen auf.

Wir lösen mit der Bewegung neben der Verbesserung der Atemtiefe noch zwei weitere nützliche Effekte aus:

- Mit der Bewegung unserer Beine stimulieren wir große Muskelgruppen. Damit aktivieren wir die Lymph- und Venenpumpe. Das bedeutet, dass überschüssiges Gewebswasser aus dem Gewebe abfließen kann. Wir reduzieren damit den Druck in den

Geweben und verbessern die Durchblutung. Das Venenblut wird dünner und das aktiv verfügbare Blutvolumen gesteigert. Damit erleichtern wir die Arbeit der rechten Herzkammer, welche die Durchblutung der Lunge regelt.

- Wir bewegen Faszien. Verkürzte und verhärtete Faszien entstehen durch Bewegungsmangel, Fehlhaltungen und Ausschüttung von Stresshormonen. Wie die Universität Ulm nachweisen konnte, verkürzen sich Faszien unter Einfluss von Stress Botenstoffen (Robert Schleip, Universität Ulm, Quarks & Co »Geheimnisvolle Faszien«, TV-Sendung vom 29.01.2013). Wenn wir uns nicht regelmäßig bewegen, verbleiben die Faszien in diesem verkürzten Zustand. Als generelle Hülle von Organen, Gefäßen und Muskeln behindern verkürzte Faszien sowohl eine gute und ausreichende Versorgung als auch eine gute Arbeit unserer Muskeln, Organe und Arterien.

Durch die Veränderung der Körperhaltung, die Aktivierung der Lymph- und Venenpumpe und die Bewegung der Faszien erhöht sich zum einen die Aufnahme von Sauerstoff durch eine verbesserte Atmung. Zum anderen wird die Verteilung der Atemenergie – des Atem-Qi – durch die Verbesserung der Durchblutung und der Aktivität der Organe, Muskeln und Arterien gesteigert.

Die Verteilung der Atemenergie wird durch die Verbesserung der Durchblutung sowie der Organe, Muskeln und Arterien gesteigert.

2.2 Qi, Dynamik des Lebens

Ein Leben voller Qi ist ein Leben voller Vitalität und Dynamik. Es aktiviert im Körper alle physiologischen Funktionen von den Aufgaben der Organe bis zu den psychischen Aktivitäten. Schwindet Qi, bedeutet das eine generelle Verlangsamung der Lebensprozesse. Das physiologische Verschwinden von Qi nehmen wir in der westlichen Welt als Altern wahr.

Die wichtigsten Aufgaben des Qi sind das Halten der Körpertemperatur, die Stärkung des Immunsystems sowie die Steuerung des Stoffwechsels.

Qi ist der Jungbrunnen für Ihren Körper und Ihre Seele

Es ist schwierig, das Wort »Qi« zu übersetzen. Viele verschiedene Möglichkeiten stehen zur Auswahl, aber keine bringt das innerste Wesen von »Qi« zum Ausdruck. In diesem Buch verstehen wir »Qi« vor allem als Quelle alles Lebenden und Lebendigen. Je mehr »Qi« in einem Menschen vorhanden ist, umso vitaler wird er sich fühlen.

Das Qi im Menschen

Gewonnen wird Qi durch Nahrungs- und Atemenergie, Nahrungs-Qi und Atem-Qi. Aus dieser Vorstellung heraus wird verständlich, warum in der Traditionellen Chinesischen Medizin (TCM) großer Wert auf Ernährung und Atemübungen (Qi Gong) gelegt wird.

Qi zirkuliert im Körper in zwei aus westlicher Sicht vollkommen unterschiedlichen Systemen. Einmal fließt Qi mit dem Blut. Blut ist ein Träger von Qi. Ein zweiter Transportweg für Qi im menschlichen Körper ist das **Meridian-System**. Über bestimmte, auf diesen Energiebahnen liegende Energiepunkte, die **Akupunkturpunkte**, kann der Fluss des Qi beeinflusst und reguliert werden.

Der Transport des Qi im Blut hängt von einigen Faktoren ab:

Sauerstoff und Lebensmittel sind die Aufnahmequellen für das Qi

- Aufnahme und Transport von Atem-Qi
- Vereinfachend können wir für Atemenergie auch Sauerstoff nehmen. Sauerstoff ist ein für den Menschen lebensnotwendiger Bestandteil in der Luft. Bei jedem Einatmen wird Sauerstoff aus der Luft in die Lungen aufgenommen und an das Blut weitergegeben. Der Blutkreislauf versorgt den Körper auf diese Weise mit frischem Sauerstoff.
- Aufnahme und Transport von Nahrungs-Qi
- Die Aufnahme von Nahrungs-Qi steuern wir durch Essen. Das Wort »Lebensmittel« gibt hier den Zweck sehr deutlich wieder: Mittel zum Leben.

Magen und Milz sind die wesentlichen Organe für Gewinnung und Aufbereitung von Nahrungs-Qi (▶ Kap. 3 »Schleim«).

Auch hier finden wir in der zivilisierten Welt eine weitverbreitete Dysbalance im Energiehaushalt. Viele Menschen kennen das Gefühl der Müdigkeit und Energielosigkeit am Nachmittag. Wenn wir unseren Verdauungsorganen zwar viele Kalorien, aber wenig Mittel zum Leben mit unseren Speisen und Getränken zuführen, verbrauchen sie mehr Energie, als sie bereitstellen können. Der Magen benötigt über Leber und Milz sehr viel Energie durch vermehrte Durchblutung als Unterstützung. Dieses Blut fehlt in der Versorgung des restlichen Körpers. Wir empfinden diesen Zustand als Energielosigkeit oder Müdigkeit. Diese Überforderung unserer Verdauungsorgane liefert dann Stoffwechsel-Rückstände, in der chinesischen Medizin auch als »Schleim« bekannt. Dieser Schleim wird u.a. im Blut und in den Faszien abgelagert.

Jing, die Quelle des Lebens

»Wo Leben herkommt, das heißt Jing«

Die vorgeburtliche und die nachgeburtliche Essenz sind die zwei Quellen des Jing.

Jing, auch als Essenz übersetzt, ist die allem Leben zugrundeliegende Energie. Das Jing hat zwei Quellen. Die **vorgeburtliche** Essenz wird von den Eltern weitergegeben. Unsere Grundkonstitution, unsere Stärken und Schwachpunkte werden von ihr bestimmt. Vorgeburtliches Jing kann weder erneuert noch verändert werden. Ist es verbraucht, ist unser Leben zu Ende. Gelassenheit und der richtige Umgang mit den Emotionen werden als außerordentlich wichtig erachtet. Jedes exzessive Verhalten, jede psychische und physische Überanstrengung, die uns »an die Substanz geht«, verbraucht Jing.

Die **nachgeburtliche** Essenz wird durch die Funktionen des Magens und der Milz aus der Nahrung gewonnen. Schon vor vielen tausend Jahren haben die Chinesen die herausragende Bedeutung richtiger Ernährung erkannt. Jing ist für die langfristigen Zyklen des Lebens verantwortlich. Es steuert das Einsetzen der Pubertät, die Menstruation und die Qualität der Ei- und Samenzellen. Seine Abnahme ist für das Einsetzen der Wechseljahre verantwortlich. Jing ernährt das Gehirn und steigert die Konzentration, die Denkfähigkeit und das Gedächtnis.

Ohne Shen empfinden wir keine Lebenslust- und freude mehr.

▪ Shen, der Geist hinter allem

▪▪ »Shen ist die Freude, die aus unseren Augen strahlt, wenn wir wach sind«

Shen ist mit der Kraft der menschlichen Persönlichkeit verbunden. Sie repräsentiert den gesamten Komplex emotionaler, mentaler und spiritueller Aspekte eines menschlichen Wesens. In einer zufriedenen, gesunden und lebensfrohen Person ist Shen die Kraft, Ideen zu formen und in die Welt der Realität zu bringen. Sie ist jene Kraft, die wir brauchen, um für das Leben lernen zu können. Gerät Shen aus dem Gleichgewicht, verlieren die Augen ihren Glanz, und das Denken wird lustlos und unklar. Disharmonien im Shen sind mitverantwortlich für langsames Denken und Vergesslichkeit. Sie können sich aber auch als Schlaflosigkeit bemerkbar machen.

2.3 Dynamische Faszien: Empfehlungen für den Alltag

Unterstützen Sie Ihre Faszien mit kleinem Aufwand und großer Wirkung

- Wenn Sie in Ihrem Leben wieder große Freude und Begeisterung empfinden wollen:
- Steigern Sie aktiv Ihren Energiehaushalt, indem Sie sich mehr Atemenergie und höherwertige Nahrungsenergie zuführen. Bewegen Sie sich möglichst viel und versuchen Sie immer wieder, unterschiedliche Muskelgruppen in Ihre Bewegungen einzubeziehen.
- Steigern Sie das Niveau Ihrer Atemenergie:
- Achten Sie darauf, dass Sie gerade in Zeiten erhöhten Stress zu einer flachen und schnellen Atmung neigen. Diese Atmung versorgt Sie mit wenig Atemenergie, und damit bleibt nur wenig Energie für Ihre Freude und Begeisterung. Sitzen Sie möglichst wenig. Vielen Menschen sitzen mit einem Rundrücken. Hier ist Atmen besonders schwer. Die Atemmuskulatur ist für das Aufrichten der Schulter oft zu schwach. Im Stehen hilft Ihnen eine aufrechte Körperhaltung bei einem tieferen Atemzug.
- Essen und trinken Sie hochwertige Lebensmittel, welche Ihr Stoffwechsel möglichst optimal verwerten kann.

- Es gibt im Bereich der Ernährungsberatung viele unterschiedliche Möglichkeiten. Achten Sie bei Ihrer Ernährung besonders darauf, dass Sie nicht nur Kalorien zählen. Hören Sie auf Ihr persönliches Wohlgefühl nach dem Essen. Bei für Sie schlecht verwertbaren Lebensmitteln fühlen Sie sich etwa zwei Stunden nach dem Essen müde – die klassische Nachmittagsmüdigkeit tritt ein.

Dynamische Faszien – Ernährung und Schleim

R. Egger, H. Schoberwalter, *Dynamische Faszien*,
DOI 10.1007/978-3-662-49937-5_3, © Springer-Verlag GmbH Deutschland 2017

Lebensfreude, Begeisterung, Beherztheit und Motivation– in der chinesischen Tradition »Shen« genannt – sind wesentliche Bestandteile in der chinesischen Medizin der Shaolin. Zwei Energiequellen stehen ihnen dafür unmittelbar zur Verfügung: Atemenergie und Nahrungsenergie.

Lebensfreude, Begeisterung, Beherztheit und Motivation – in der chinesischen Tradition »Shen« genannt – sind wesentliche Bestandteile in der chinesischen Medizin der Shaolin. Zwei Energiequellen stehen ihnen dafür unmittelbar zur Verfügung: Atemenergie und Nahrungsenergie.

Dynamische Faszien sind eine der wirksamsten Methoden, mehr Atemenergie und damit mehr Sauerstoff zu tanken. Das in diesem Buch vorgestellte Faszientraining fördert Aufnahme und Verteilung von Sauerstoff in das Blut und ist sehr hilfreich zur Steigerung Ihrer Lebensfreude.

Die zweite Energiequelle ist Nahrungsenergie. Nahrungsenergie tanken Sie durch Essen und Trinken. Im Körper werden Lebensmittel durch den Stoffwechsel in biologisch verwertbare Energie aufbereitet. Diese wird über den Blutkreislauf in den Körper transportiert. Nichtverwertbares wird über die körpereigenen Ausscheidungsorgane Darm, Blase, Lunge und Haut ausgeschieden oder im Körper bis zur Ausscheidung zwischengelagert.

Faszien sind das Depot von noch nicht ausgeschiedenen Abfallstoffen.

Diese Zwischenlagerung findet in den Faszien statt. Faszien sind damit das Depot von noch nicht ausgeschiedenen Abfallstoffen. In diesem Kapitel erfahren Sie, wie Sie frische Energie tanken, Übergewicht reduzieren und die körpereigenen Mülldepots verkleinern. Sie lesen auch, wie Sie Ihre Faszien rein und sauber erhalten können.

3.1 Energiegewinn durch Lebensmittel

Gemeinsam mit Sauerstoff bilden Lebensmittel – Mittel zum Leben – lebensnotwendige und erneuerbare Energiequellen. Beide steigern die Lebensenergie – das Qi – im Körper. Wenn Sie in der Tradition der Shaolin-Meister Ihre Faszien mit Lebensmittel optimal stärken wollen, richten Sie Ihr Augenmerk nicht nur auf die Kalorien, welche Sie zu sich nehmen. Natürlich ist auch die Gesamtanzahl an Kalorien wichtig. Sie bestimmt, ob Sie dauerhaft Ihr Gewicht halten können oder nicht.

Prüfen Sie aber besonders, ob jene Lebensmittel welche Sie essen, auch für Ihren Stoffwechsel verwertbar sind. Wenn Sie für Sie schlecht verwertbare Lebensmittel oder Lebensmittel mit zu wenig bioverfügbarer Energie aufnehmen, werden Sie sich müde und energielos fühlen. Viele Menschen kennen dieses Gefühl am frühen Nachmittag nach einem Kantinenessen oder nach einer üppigen Mittagsmahlzeit: Müdigkeit und Trägheit machen sich breit.

Wenn Sie einen vollen Magen haben und sich trotzdem müde und energielos fühlen, brauchen Ihre Verdauungsorgane gerade sehr viel Blut. Damit steht weniger Blut für Denkleistung und körperliche Leistung zur Verfügung. Jetzt können auch Stoffwechselrückstände nicht mehr rasch und zuverlässig ausgeschieden werden. Damit ist der Weg in die Zwischenlagerung in den Faszien möglich.

Aus Sicht der chinesischen Tradition sind für die Verdauung besonders der Magen und die Milz von Bedeutung. Sie sind für das Freisetzen von Nahrungsenergie besonders wichtig. Besonders die gute Aktivität der Milz steht bei einer stoffwechseloptimierten Ernährung im Fokus.

Magen und die Milz sind für das Freisetzen von Nahrungsenergie besonders wichtig.

3.2 Dynamische Faszien durch bessere Nahrungsenergie

Das Verständnis von der Verdauung und von der Wirkung der Lebensmittel aus Sicht der chinesischen Medizin der Shaolin unterscheidet sich erheblich von der uns bekannten, westlichen Sichtweise. In der chinesischen Ernährungslehre beachten wir neben der westlich vertrauten analytischen Denkweise, die sich meist an Inhaltsstoffen (Nährstoffe, Vitamine, Mineralstoffe etc.) orientiert, eine zweite, ebenso wichtige Komponente.

Am Beispiel des Essens einer Birne wollen wir Ihnen die chinesische Vorstellung vom »Stoffwechsel« erläutern. Anfangs mag Ihnen dieses Verstehen etwas ungewöhnlich und fremd scheinen. Vielleicht kann Ihnen das bekannte Zitat »Du bist, was Du isst« behilflich im Verstehen dieses Denkens sein.

Wenn Sie genussvoll in Ihre Birne beißen und sie kauen, dann ist sie zu diesem Zeitpunkt noch »körperfremd«. Ziel der Nahrungsaufnahme ist es, das Gute und Wertvolle der Birne zu einem Teil von Ihnen werden zu lassen, und die nicht verwertbaren Stoffe sollen ausgeschieden werden.

An dieser Umwandlung sind verschiedene Prozesse im Körper und unterschiedliche Organe beteiligt. Der erste Schritt ist kräftiges Kauen, welches zum einen ein mechanischer Vorgang zur Zerkleinerung der Birne ist und zum anderen eine erste enzymatische Aufspaltung einleitet.

Aus Sicht der chinesischen Tradition findet die weitere Verdauung im Funktionskreislauf »Magen/Milz« und im Funktionskreislauf »Dünndarm« statt. Der Funktionskreislauf »Magen/Milz« ist für unsere nächsten Überlegungen von besonderer Bedeutung. Angestrebt wird eine positive Energiebilanz, d.h., der Körper soll wenig eigene Energie für die Verdauung einsetzen, bei gleichzeitig möglichst hohem Gewinn an bioverfügbarer Lebensenergie.

Ebenfalls von großer Bedeutung für dynamische Faszien ist der Funktionkreislauf »Leber«. Beide wollen wir daher einer kurzen und intensiven Betrachtung unterziehen.

Die folgenden Ausführungen stellen keine medizinische Zusammenfassung dar. Sie sollen lediglich die Zusammenhänge von Ernährung und dynamischen Faszien verständlicher machen.

3.2.1 Der Funktionskreislauf »Magen/Milz«

Die Funktion des Funktionskreislaufs des Magens und der Milz zu stärken zählt zu den wichtigsten Anliegen einer guten Ernährung der Faszien! Befinden sich die verschiedenen Energieformen in einem harmonischen Gleichgewicht, ist die Voraussetzung für körperliches und seelisches Wohlbefinden gegeben.

Der Funktionskreislauf »Magen/Milz« kontrolliert Transport und Umwandlung von Lebensmitteln. Er ist für die Aufnahme der Nahrung und ihre Aufspaltung in verwertbare und nicht verwertbare Anteile verantwortlich. Deshalb heißt es in den klassischen Texten, der Funktionskreis Magen/Milz sei die Quelle der Gesundheit.

Eine chronische Schwächung des Funktionskreislaufs »Magen/Milz« durch falsche Ernährung führt neben chronischer Müdigkeit sehr oft auch zu einer erhöhten Schleimproduktion. Schleim ist eine Form innerer Feuchtigkeit. Er ist kein bösartiger Einfluss, steht jedoch in Zusammenhang mit vielen störenden Disharmonien.

Die westliche Medizin versteht unter Schleim eine Absonderung der Schleimhäute. »Tan«, der chinesische Begriff für Schleim, schließt diese Bedeutung mit ein. Er beinhaltet darüber hinaus weitere Aspekte, die ihn zu einem ganz anderen Konzept für Gesundheit und dynamische Faszien werden lassen. Im westlichen Verständnis ist das, was viele »Schlacken« nennen, dem »Tan« am nächsten.

Tan steht oft mit Magen/Milz-Disharmonien in Verbindung. Der Funktionskreislauf »Magen/Milz« steuert und kontrolliert unter anderem die Bewegung des Wassers im Körper. Disharmonien im Funktionskreislauf Magen/Milz bewirken, dass sich die Feuchtigkeit festsetzt und verdichtet, wobei Schleim entsteht. Schleim ist dick und schwer, schwerer als Feuchtigkeit. Er kann mühelos die natürlichen inneren Bewegungen und Arbeiten des Körpers verlangsamen und blockieren.

Das Vorhandensein von Schleim zeigt sich dem chinesischen Arzt vor allem auf der Zunge und in der Pulsdiagnose. Ein dicker, fettiger Zungenbelag ist auch für den interessierten Laien leicht erkennbar und zeigt eine Dysbalance. Schleim wird u.a. in Faszien gespeichert und kann Faszien verkleben und verhärten. Eine bekannte Form der Speicherung von Schleim in Faszien ist in der westlichen Welt als »Fettleibigkeit« bekannt. Diese »Fettleibigkeit« kann in oberflächennahen Faszien stattfinden. Davon können die Körpermitte und der Bauch, aber auch Faszien am Gesäß und am Oberschenkel betroffen sein. Besonders am Gesäß und am Oberschenkel werden diese Ablagerungen in der westlichen Medizin und Sprache als Cellulite oder als Orangenhaut bezeichnet. Schleim kann aber auch in den Faszien, welche die inneren Organe umhüllen, als Viszeralfett gespeichert werden.

Stärkung von Faszien über den Funktionskreislauf Magen und Milz

Folgende Maßnahmen reduzieren Schleim in Ihrem Körper

1. Essen Sie regelmäßig drei Mahlzeiten/Tag. Gönnen Sie sich zwischen den Mahlzeiten mindestens vier Stunden Pause und nehmen Sie Ihre letzte Mahlzeit zwei Stunden, bevor Sie zu Bett gehen zu sich. Ihr »Magen/Milz«-Funktionskreislauf benötigt Zeit, um die Verdauung gut und richtig durchführen zu können. Mit dieser einfach einzuhaltenden Struktur gönnen Sie dem Funktionskreislauf »Magen/Milz« regelmäßige Regenerationsphasen.
2. Essen Sie in angenehmer und ruhiger Atmosphäre. Vermeiden Sie, im Stehen zu Essen. Setzen Sie sich entspannt zum Essen und nehmen Sie sich für Ihre Mahlzeit mindestens 25 Minuten Zeit. Verzichten Sie in diesen 25 Minuten auf die Lektüre von Zeitschriften und verzichten Sie auf Fernsehen. Steigern Sie Ihre Achtsamkeit für Lebensmittel und entwickeln Sie Ihren Geschmackssinn. Mit diesen beiden Maßnahmen essen Sie auch langsamer und bemerken schneller Ihre Sättigung.
3. Verwenden Sie hochwertige Öle und Fette; vermeiden Sie Gebratenes und Frittiertes.
4. Verzichten Sie auf den Konsum von exzessiven Nahrungsmitteln wie zu viel Süßes oder zu viel Scharfes.
5. Erhöhen Sie den Anteil an naturbelassenen Lebensmitteln und vermeiden Sie nach Möglichkeit Fertigprodukte und raffinierte Nahrungsmittel.

3.2.2 Der Funktionskreislauf »Leber«

Die Leber ist ein wichtiges Organ, das eine zentrale Rolle in unserem Stoffwechsel spielt. Sie ist u.a. an der Verarbeitung und Speicherung von Nährstoffen sowie am Abbau und der Ausscheidung von Giftstoffen beteiligt. Funktioniert die Leber nicht mehr richtig, hat dies schwerwiegende Konsequenzen für unseren gesamten Körper. Einer Schädigung der Leber und möglichen Folgeschäden können Sie nicht in jedem Fall vorbeugen. Trotzdem können Sie Einiges dafür tun, dass die Leber geschont wird und gesund bleibt. Wir verraten, was Ihrer Leber guttut und was ihr eher schadet.

Der Funktionskreis der Leber beschreibt in der chinesischen Tradition einen wesentlich weiter gefassten Aufgabenbereich als nur die Entgiftung des Körpers. Er hat neben der Entgiftung und Reinigung die Aufgabe, Energien zu mobilisieren, zu ordnen und bereitzustellen. Er kontrolliert die Elastizität und Beweglichkeit der Faszien und hilft, innere Energie in den Faszien zu speichern. Besonders Emotionen wie Wut, Zorn oder Ohnmacht verursachen Stress und wirken negativ auf den Funktionskreislauf »Leber«. Unter Stress fühlen sich daher auch viele Menschen verspannt. Aus Sicht der chinesischen Tradition ist Bewegung eine der besten Vorbeugungsmaßnahmen, aber auch eine der besten Therapien bei Stress. Damit können Spannungen körperlich abgebaut werden und der ungehinderte Fluss der Lebensenergie wiederhergestellt werden.

Stärkung von Faszien über den Funktionskreislauf Leber

Der Funktionskreislauf »Leber« ist im Alltag der westlichen Welt besonders gefordert. Besonders Stress, Zorn, unterdrückte Wut wirken sich negativ auf den Funktionskreislauf aus. Immer mehr Menschen erleiden eine sogenannte Leber-Qi-Stagnation. Die in diesem Buch vorgestellten Übungen stellen eine natürliche und hilfreiche Methode dar, um dieses Problem zu lösen.

Das tut der Leber und damit in weiterer Folge den Faszien gut:

1. Wasser trinken
   Damit die Leber ihre Aufgaben erfüllen kann, benötigt sie Wasser. Trinken Sie genügend, denn dadurch können Sie dazu beitragen, dass die Leber entgiftet wird. Ist genügend Wasser im Körper vorhanden, können die Giftstoffe schneller zur Leber transportiert und der Körper besser gereinigt werden. Trinken Sie – eine normale Funktion der Nieren vorausgesetzt – 0,035 l Wasser/kg Körpergewicht. Die für Sie richtige Wassermenge lässt sich einfach berechnen (Tab. 3.1).

Am besten ist reines Wasser ohne weitere Zusätze. Auch verdünnte Kräutertees ohne Zusatz von Zucker und Geschmacksverstärkern wirken gut.

2. Bitterstoffe
   Dies sind pflanzliche Lebensmittel, welche die Magen- und Gallensaftentwicklung anregen. Sie fördern die Verdauung – vor allem die Fettverdauung – und regen die Darmaktivität an. Außerdem helfen Bitterstoffe, einige gefährliche Keime zu bekämpfen, und können auch fiebersenkend wirken. Sie stärken damit das innere Gleichgewicht des Körpers. Besonders hilfreich sind Bitterstoffe wie Artischocke, Basilikum, Rosmarin, Thymian, Galgant, Anis, Fenchel, Koriander, Löwenzahn, Radicchio.
   Alte Gemüsesorten enthalten ebenfalls noch eine höhere Konzentration an Bitterstoffen. Aus modernen Gemüsesorten werden Bitterstoffe zugunsten eines für viele Menschen angenehmeren süßeren Geschmacks herausgezüchtet.
3. Vermeiden Sie übermäßigen Konsum von Alkohol.

Tab. 3.1 Optimale Wassermenge in Liter = persönliches Körpergewicht in kg × 0,035 l Wasser

Körpergewicht [kg]	Optimale tägliche Wassermenge [l]
50	1,75
75	2,6
100	3,5

3.3 Direkte Stärkung von Faszien über Ernährung

▪ Eiweißreiche Ernährung

Für Ihren Körper ist Eiweiß nicht nur Energielieferant, sondern ein unverzichtbarer Bestandteil, denn Muskeln, Organe und Faszien bestehen größtenteils aus Eiweiß. Auch einige Hormon- und Enzymbildungen funktionieren nur, wenn Sie Ihrem Körper genügend Eiweiß zuführen. Zu den Faszien zählen kollagene, faserige Bindegewebe, welche aus einzelnen langen Proteinketten aufgebaut sind. Damit diese Proteinketten optimal gebildet werden können, benötigt der Körper Aminosäuren, welche in eiweißreicher Nahrung in größerer Menge vorhanden sind.

Sie können Eiweiß aus tierischen Lebensmitteln besser verwerten als aus pflanzlichen Quellen. Doch egal ob Sie Alles-Esser, Veganer oder Vegetarier sind: Verwenden Sie unterschiedliche eiweißreiche Lebensmitteln in Ihrem Speiseplan. So ergänzen Sie unterschiedliche biologische Zusammensetzungen und Wertigkeiten von Eiweiß.

Fleisch mit Gemüse

Wenn Sie viel Fleisch mit Gemüse konsumieren, nehmen Sie auch die bereits oben beschriebene Menge an Wasser auf. Damit erleichtern Sie Ihrem Stoffwechsel die Ausscheidung von nicht weiter verwertbaren Endprodukten.

Besonders hochwertiges Eiweiß liefern Eier, Fisch und – aufgrund der natürlichen Lebensbedingungen – Wildfleisch.

▪ Vitamin C

Vitamin C muss regelmäßig mit der Nahrung aufgenommen werden, da der menschliche Körper Vitamin C nicht selbst herstellen und auch nicht speichern kann. Vitamin C bewirkt eine Stimulation der körpereignen Abwehr und kann das Immunsystem daher stärken. Einen wesentlichen Faktor hat Vitamin C bei der Bildung von Kollagenfasern, und es trägt wesentlich zur Stabilität und Elastizität von Faszien bei.

Der höchste bisher bekannte Gehalt an Vitamin C wird der Buschpflaume zugeschrieben. Buschpflaumen sind in Australien verbreitet. Die Früchte besitzen die höchste Konzentration an Vitamin C aller bisher untersuchten Pflanzenarten; der Gehalt liegt mit 2300–3150 mg auf 100 g Fruchtfleisch etwa 50-mal höher als bei Orangen.

Weitere gute Lieferanten für Vitamin C sind Acerola-Kirsche, Hagebutte, Sanddorn, schwarze Johannisbeere, Petersilie und Grünkohl.

Beachten Sie, dass Vitamin C empfindlich auf Lagerung und Verarbeitung der Lebensmittel reagiert. Besonders empfindlich reagiert Vitamin C auf Temperaturen über 60°C.

▪ Zink

Ernährung ist wichtig zur Stärkung der Faszien.

Zink ist ein essentielles Spurenelement. Es ist neben Eisen und Magnesium ein sehr wichtiger Mineralstoff. Ihr Körper braucht nur sehr wenig Zink, das dafür regelmäßig. Besonders reich an Zink sind Himbeeren, Broccoli, Erbsen, Erdnüsse, Haferflocken, Hirse, Bitterschokolade, Lammfleisch, Leber, Austern. Grundsätzlich sind Vollkornprodukte zinkhaltiger als von Randschichten befreites Getreide.

3.4 Funktionskreislauf

Der Sinologe Manfred Porkert wollte 1973 mit dem Begriff »Funktionskreislauf« darauf verweisen, dass der Begriff »Organ« in der chinesischen Tradition eine wesentlich weitere Bedeutung erhält als in der westlichen Schulmedizin. Unter Funktionskreisläufen versteht man in der TCM große funktionelle Zusammenhänge, die den Menschen und sein Wohlfühlen als Ganzes bestimmen. Funktionskreise sind nicht organbezogen, obwohl sie den Namen eines Organs tragen.

Die Erfahrung und Beobachtung führten die alten chinesischen Ärzte zu der Erkenntnis, das immer wiederkehrende Störungen und Dysbalancen Merkmale lieferten, welche einer Diagnose zugänglich sind. Sie konnten damit mit messbaren Beobachtungen Rückschlüsse ziehen, wie sich innere Vorgänge entwickelten. Damit gehört das Verständnis von Funktionskreisen zu den ältesten Bestandteilen der chinesischen Medizin. Darin zeigt sich auch, dass das Denken in Funktionskreisläufen das Schwergewicht auf funktionale Zusammenhänge legt.

Unter dieser Idee wird der menschliche Körper als eine funktionelle Einheit betrachtet. Die wichtigste Aufgabe der Funktionskreisläufe ist die Steuerung der Lebensvorgänge als Ganzes. Jeder Funktionskreis hat ganz bestimmte Funktionen. In einem gut balancierten Zusammenspiel führt das zu einem dauerhaften dynamischen Gleichgewicht, welches Menschen u.a. als Gesundheit, Freude, Gelassenheit, Zufriedenheit erleben.

Faszientransformation – mehr als nur reine Mechanik und Physik

R. Egger, H. Schoberwalter, *Dynamische Faszien*,
DOI 10.1007/978-3-662-49937-5_4, © Springer-Verlag GmbH Deutschland 2017

Dynamisches Faszientraining bedeutet, die Bewegung richtig durchzuführen. Für den Erfolg ist es wichtig, die Anforderungen der Faszie an ein Faszientraining zu verstehen und bewusst einzusetzen. Dieses Verstehen der richtigen und wirksamen Bewegung führt zu außergewöhnlichen Fortschritten in der Entwicklung körperlicher Fitness, aber auch zu exklusiven Fortschritten in der geistig-mentalen Entwicklung.

4.1 Der Bewegungsentwurf

Mit dem Bewegungsentwurf effizienter zum Ziel

Der Bewegungsentwurf ergibt einen außergewöhnlich raschen Fortschritt, da er die physikalischen und mechanischen Eigenschaften des menschlichen Körpers und der Faszien zu einem modernen und wirksamen Konzept verbindet. Bei der Zubereitung eines Kuchens ist es einfach und offensichtlich, dass es einen besonderen zu beachtenden Ablauf in der Zubereitung gibt. In der Faszientransformation ist es ähnlich. Die richtige Abfolge der Bewegung ergibt den besten Fortschritt. Die achtsame und anfangs bewusste Steuerung trainiert die eigene Körperwahrnehmung, die eigene Konzentrationsfähigkeit und Sensitivität.

4.1.1 Dynamische Faszien, bewusste und geschmeidige Bewegung

Damit Sie optimale Faszien bekommen, ist die Qualität der Trainingsbewegung von entscheidender Bedeutung. Faszien haben besondere physikalische Eigenschaften. Sie werden, wenn sie nicht regelmäßig bewegt werden, aufgrund der ihnen eigenen Struktur fest und dick. Werden Sie richtig bewegt, werden Faszien wieder elastisch und beweglich. Dieser besondere Effekt kann als Teil einer Eigenschaft verstanden werden, welche als »Thixotropie« bezeichnet wird. Der Thixotropie-Effekt der Faszie bedeutet, dass wenn Sie eine Faszie in die Länge ziehen, die Faszie wieder weich und elastisch wird. Sie kann unter diesen besonderen Umständen auch wieder eine neue Form annehmen. Sie kann auch neue Strukturen entwickeln.

Thixotropie-Effekt heißt, dass eine Faszie wieder weich und elastisch wird, wenn Sie diese in die Länge ziehen.

Stellen Sie sich Ihre jeweilige Faszie wie ein elastisches Seil vor, an welchem sie ziehen.

Wichtig beim guten Faszientraining ist, dass die Bewegung bei der Faszientransformation eine ziehende Bewegung sein muss und keine schiebende. Dabei können Sie sich eine Faszie vorstellen wie ein flexibles und elastisches Seil.

Verkürzte und übereinanderliegende Faszienflächen können ihr Potenzial der Elastizität nicht mehr nutzen.

Aufgrund von Fehlhaltungen, Stress und mangelnder Bewegung ist dieses flexible und elastische Seil verkürzt. Es kann darüber hinaus Schlingen, Schlaufen und Knoten bilden. Übereinanderliegende Faszienflächen könnten sich dadurch nicht mehr frei, elastisch und geschmeidig bewegen. Es kommt zu ersten Verspannungen, Bewegungseinschränkungen und Schmerzen.

Ziehen sie nun eine Faszie, ändert die Faszie aufgrund der Bewegung ihre Struktur und ihre Form und passt sich an die veränderten formgebenden Rahmenbedingungen an. Faszien, welche zu kurz sind, werden sich aufgrund ihrer physikalischen Eigenschaften verlängern. Faszien, welche zu lang sind, werden sich aufgrund der gleichen physikalischen Eigenschaft verkürzen. Faszien, welche zu stark in ihrer Funktion sind, werden schwächer. Faszien, welche zu schwach sind, werden kräftiger. Diese Anpassung der Faszienstruktur ist noch nicht restlos geklärt. Die Faszientransformation der Shaolin, Shaolin Yi Jin Jing, ist die erste Weisheit des Shaolin-Tempels und nutzt diesen Effekt.

4.1.2 Eine ziehende Bewegung

Die Faszientransformation der Shaolin hilft, Faszien wieder flexibel zu machen.

Wenn Sie eine Faszie ziehen, aktivieren Sie diesen verflüssigenden und elastischen Effekt. Wenn Sie die Faszie jedoch schieben, wird die Faszie aufgrund ihrer nicht starren Eigenschaft Schlaufen und Kringel bilden. In diesen Schlaufen können sich weitere Faszien verfangen. Wenn sich bei der nächsten Bewegung die Schlaufe zusammenzieht, bleibt in der Schlaufe die Faszie fixiert. Es bildet sich der hernierte Triggerpunkt. Diese punktförmigen Schmerzen haben Menschen oft in der Schulter und im Nacken.

Abhilfe bei diesen Verspannungen und Schmerzen schafft die Faszientransformation. Durch optimierte Bewegungen werden Faszien sanft in unterschiedliche Richtungen gezogen. Dabei werden sie aufgrund ihrer Eigenschaften wieder weich und elastisch. Das bedeutet: Verhärtete Strukturen werden wieder weicher, und sich gegenseitig fixierende Faszien können voneinander gelöst werden. Es gibt mehrere Möglichkeiten, wie sich Faszien gegenseitig behindern können. Meist sind mechanische Verformungen und Verhakungen das Problem.

Damit diese Dysbalancen ausgeglichen werden, richtet sich das Augenmerk des Faszientrainings darauf, Faszien mechanisch in die richtige Richtung zu ziehen. Damit werden die meisten Probleme gelöst. Nur bei sehr aufwändigen Faszienverwerfungen ist die Hilfe eines Faszientherapeuten vonnöten.

Der hernierte Triggerpunkt ist ein Schmerzpunkt, der sich in punktförmigem Schmerz in Schulter und Nacken äußert.

4.2 Faszientraining – ein Lernprozess

Damit diese mechanisch-physikalischen Eigenschaften der Faszien optimal genutzt werden können, ist es wichtig, sich faszial richtig und wirksam zu bewegen. Damit Sie diese für Ihre Faszien optimalen Bewegungen erlernen, ist es wichtig zu verstehen, wie wir überhaupt lernen. Das, was wir unter Lernen verstehen, ist die Wissensaufnahme in unseren Denkspeicher, auch Großhirn genannt.

Der Neocortex, unser Großhirn, macht uns erst zu einem bewusst denkenden Menschen.

In der Entwicklungsgeschichte ist der Mensch erst sehr spät entstanden. Man könnte aus heutiger Sicht fast anmerken, dass der Mensch erst so spät entstanden ist, weil nicht genug bewusst denkende Gehirnmasse vorhanden war. Es fehlte vor allem an Großhirn, an Neocortex, dessen Leistungen den bewusst denkenden Menschen erst ausmachen. Wir erkennen, dass das Großhirn für den Menschen ein überaus wichtiger Gehirnbestandteil ist, auf den auch jeder Sportler, jeder Mathematiker, jeder Musiker angewiesen ist. Wir erkennen aber auch, dass eine Vielzahl verschiedener Leistungen, auch solche mit außergewöhnlicher Vollkommenheit, nur sehr wenig mit unserem Großhirn zu tun haben und dass wir diese Leistungen auch nicht mit unserem Großhirn vollbringen können.

Mit der Shaolin-Faszientransformation erfahren Sie ein hohes Maß an Selbstwahrnehmung und Achtsamkeit.

Das Großhirn können wir als nachträglichen Zubau verstehen, der dem Menschen nahezu ungeahnte Möglichkeiten eröffnet. Es kann jedoch Potenziale älterer Gehirnbestandteile nicht ersetzen. So sehen wir uns als bewusst denkender Mensch immer wieder vor das Problem gestellt, das richtige und hilfreiche Funktionieren der unterschiedlichen Gehirnteile zu bewerkstelligen. Dieses richtige Zusammenspiel ist ein Grundthema jeder Form von Training. Es ist ein Schwerpunkt in der Führung und Entwicklung der eigenen Persönlichkeit. Aus diesen überschaubaren Zusammenhängen ist ersichtlich, dass das Erlernen einer guten Shaolin-Faszientransformation mehr ist als eine simple Aneinanderreihung von unzusammenhängenden Bewegungen. Die gute und vollendete Faszientransformation ist ein Schritt in eine Welt der bewussten Bewegung. Sie ist ein Schritt in eine Entwicklung einer sehr feinfühligen Bewegungskultur mit einem sehr hohen Grad an Selbstwahrnehmung und Achtsamkeit. Sie bildet die Grundlage tiefer innerer Ruhe und Gelassenheit. Wir werden bemerken, dass uns diese Feinfühligkeit und Achtsamkeit näher an unser eigenes Selbst heranführen kann.

Bereits am Beginn des Faszientrainings sollten wir damit beginnen, in Systemen zu denken und so die Faszientransformation als ein hilfreiches Denk- und Bewegungssystem zu verstehen. Es hilft uns auf zweierlei Wegen:

- Es steigert unsere Konzentration und unseren geistig-mentalen Fokus in der bewussten Vorwegnahme einer Bewegung.
- Es verbessert die Koordination einer Bewegung. Sie trainieren damit die Fähigkeit, Ihre Bewegungen mit hoher Präzision und in Feinabstimmung mit anderen Bewegungen und dem Gleichgewicht zu steuern und zu harmonisieren. Damit erreichen Sie eine kurze Reaktionszeit auf Reize und Signale. Sie steigern Ihre räumliche Orientierungsfähigkeit und verbessern Ihre Rhymthmus- und Gleichgewichtsfähigkeit.

Wir finden im Bewegungsentwurf den optimalen Mittelweg zwischen einer gesunden und hilfreichen Bewegung einerseits und einer allzu vereinfachenden primitiven Durchführung andererseits.

Gefühl ist nicht alles – die Mechanik des Körpers spielt eine große Rolle beim Faszientraining.

Der interessierte Leser könnte annehmen, die ganze Theorie, in erster Linie die Physik der Faszie und die Mechanik des Körpers, sei für die Praxis des Trainings ohne Wert und vielleicht sogar hinderlich in der Weiterentwicklung. Man müsse alles im Gefühl haben oder eben alles so ähnlich machen, ohne auf einen erhöhten Detaillierungsgrad zu achten.

Sie werden sich vielleicht fragen, ob das rationale Durchdenken der Abläufe, die detaillierte Analyse in Teilstücke einer Bewegung, ihre bewusste Korrektur und die erneute Synthese überflüssig seien. Doch die Bewusstheit der Bewegung, die achtsame und wahrnehmungsgenaue Durchführung, das feinfühlige Spüren und Erleben der inneren und äußeren Bewegung sind ein wesentliche Bestandteile des körperlichen und geistigen Erfolgs. Um diesen körperlichen und geistigmentalen Erfolg im Fokus zu haben, ist der Bewegungsentwurf ein wichtiger Schritt.

Unser Gehirn hat sich anders entwickelt als unsere restlichen Teile.

4.2.1 Kurzer Ausflug in unseren Denkapparat

Das Gehirn, unsere Steuerzentrale, ist ein höchst interessantes Organ. Es ist der einzige Köperteil, der sich nach einem gänzlich anderen Prinzip entwickelte als die anderen Körperteile. Während sich in der Entwicklung des Menschen sich sämtliche anderen Körperteile in Form der Evolution weiter ausbildeten – so wurden beispielsweise vordere Flossen von Fischen im Laufe von Jahrmillionen zu unseren Händen –, so entwickelte sich das Gehirn im Zuge der weiteren Verbesserung auf eine ganz andere Weise: Es wurden neue Gehirnbestandteile und nachträgliche Anbauten hinzugefügt.

Das Stammhirn ist der älteste Teil unseres Gehirns – zuständig für überlebenswichtige Funktionen.

Verwenden wir ein bekanntes Erklärungsmodell der Gehirnentwicklung. Der entwicklungsgeschichtlich älteste Teil des Gehirns ist das Stammhirn. Es steuert die überlebenswichtigen Funktionen wie Atmung, Blutdruck und die Reflexe. Im Stammhirn hat sich in der weiteren Evolution nur sehr wenig weiterentwickelt.

Das limbische System steuert maßgeblich unser Tun und Handeln auf emotionaler Basis.

In der weiteren Entwicklung kam noch ein neuerer Gehirnteil dazu, nämlich das limbische System. Es ist für die emotionale und subjektive Beurteilung einer Situation verantwortlich und steuert in erheblichem Ausmaß unser Tun und Handeln. Das limbische System ist auch für die Ausschüttung von Endorphinen, also körpereigenen Hormonen verantwortlich. Bestimmte körperliche Anstrengungen (Runner's High) können möglicherweise durch die Ausschüttung von Endorphinen ein Glücksempfinden hervorrufen. Diese Wirkung ist inzwischen medizinisch anerkannt. Sie wird von Menschen unterschiedlicher Prägung individuell höchst unterschiedlich erlebt. Das limbische System ist aber auch für die Ausschüttung von Adrenalin verantwortlich. Adrenalin ist ein Stresshormon und schafft als solches Voraussetzungen, welche in gefährlichen Situationen das Überleben sichern soll. Es führt zu einem Verhalten, welches 1915 zu dem vom US-amerikanischen Physiologen Walter Cannon geprägten Begriff des erstmals als »Kampf- oder Fluchtvehaltens« bezeichnet wurde. Dieses Verhalten beschreibt die rasche körperliche und mentale Anpasung von Menschen und Tieren in Gefahrensitutationen als Stressreaktion, welche das innere Gleichgewicht – die Homoöstase – verletzen. Bei einer länger andauernden Stressbelastung werden zusätzliche Stresshormone wie Cortisol und Noradrenalin ins Blut abgegeben. Beim Menschen kann eine derartige Stresshormonausschüttung in Gefahrenmomenten kurzfristig sehr hilfreich sein. Es kommt jedoch im Zusammenhang mit diesen Stresshormonen auch zu Affekthandlungen. Zu lange andauernder Stress kann in weiterer Folge zu Schäden bis hin zum Zusammenbruch des Organismus führen.

Als letzter wesentlicher Bestandteil kam eine mächtige Kappe über die bereits vorhandenen Gehirnteile drüber: das Großhirn oder der Neocortex. Es besteht aus zwei Hälften, die der Form einer Walnuss ähneln. Der sogenannte Balken verbindet diese Hälften. Das Großhirn ist der Sitz unseres erlernten Wissens, unserer Sprache, unserer Sozialisierung.

Sprache und Sozialisierung sitzen im Neocortex, der unsere Gehirnteile wie eine Kappe umschließt.

Die neueren Gehirnteile ersetzen nicht die älteren Strukturen. Die älteren Strukturen bleiben in ihren Funktionen vollständig erhalten. Die neueren Gehirnteile erweiterten und ergänzten sie, wenn die älteren unter aktuellen Anforderungen nicht mehr ausreichten.

Schnelles Denken, langsames Denken

Für die Durchführung einer Bewegung ist das Großhirn nicht geeignet. Es verfügt zum einen nicht über die notwendigen Möglichkeiten, den Körper bewusst zu bewegen. Zum anderen ist es für eine komplexe Bewegung in seiner Arbeit auch viel zu langsam. Sie kennen diese Unterscheidung. Als sie damals Autofahren lernten, war Autofahren für Sie noch ein schwer zu beherrschender Vorgang. Kuppeln, Blinken, Gas geben, auf die übrigen Verkehrsteilnehmer zu achten, all das hat Sie geistig/mental stark in Anspruch genommen. Und trotz dieser hohen Beanspruchung waren Ihre Fahrergebnisse im Vergleich zu den Ergebnissen einige tausende Kilometer später wahrscheinlich sehr dürftig.

Der Bewegungsentwurf ist das Backrezept für eine Bewegung.

Dies liegt darin begründet, dass die Abfolge der Wahrnehmungen und Bewegungen sehr unkoordiniert und wenig aufeinander abgestimmt war. Dieses Zusammenspiel von Wahrnehmung und Bewegung ist trainierbar. Die Grundlage dafür ist der Bewegungsentwurf: Was ist wann und wie zu bewegen.

Der Bewegungsentwurf ähnelt in einfacher Darstellung – wie bereits erwähnt – einem Backrezept für eine Bewegung. Um ein gelungenes Ergebnis zu erreichen, können Sie auch bei einem Kuchen nicht alle Zutaten wahllos in eine Form geben und dann den Teig auf diese Weise backen. Wichtig ist, dass Sie vielmehr die richtigen Zutaten in richtiger Reihenfolge vermischen und diese auch richtig verarbeiten. Eiweiß muss vorher von Eidotter getrennt, dann zu Eischnee aufgeschlagen werden, und zu guter Letzt muss dieser voluminöse, luftige Eischnee unter die fertige Masse gehoben werden. Die fertige Kuchenmasse muss dann bei richtiger Temperatur gebacken werden.

Dabei dehnt sich warme, im Eischnee befindliche Luft aus, und das in diesem Eischnee befindliche Eiklar wird langsam fest. Damit wird der Kuchen locker herrlich flaumig.

Während dieses Backvorgangs dürfen Sie die Ofentür nicht öffnen, da kalte Luft einströmen könnte. Damit »fällt« der Kuchen zusammen, und der köstliche Kuchen verlöre seine Herrlichkeit.

Ähnliches passiert im Faszientraining. Ihre Zutaten sind Faszien, Knochen, Gelenke und die dazu passenden Bewegungen. Damit Sie ein optimales Ergebnis erreichen können, sind die richtigen Zutaten in der richtigen Reihenfolge richtig zu verwenden.

Nicht nur die Zutaten wie beim Backen sind wichtig, auch die Reihenfolge der Verwendung.

4.2.2 Die richtige Abfolge des Bewegungsentwurfes

Bei allem spielt der Bewegungsablauf eine große Rolle – das Ablaufen dieses Prozesses ist jedoch nur dann wirklich gut und wird perfekt, wenn er spontan und ohne viel »bewusstes« Zutun zustande kommt.

Der Bewegungsentwurf ist eine Handlungsvorschrift – eine imaginäre Vorlage, die so real wie möglich nachgezeichnet werden sollte. Dieses Wissen kann man sich aneignen, geht dann ins Unbewusste über und ist dann jederzeit unbewusst oder aber automatisch immer wieder abrufbar.

Für die Verinnerlichung der Zugbewegungen der Faszien ist der Bewegungsentwurf ein wesentlicher Bestandteil.

Beim Faszientraining ist ein wesentlicher Bestandteil des Bewegungsentwurfes die Verinnerlichung der Zugbewegungen der Faszien. Sämtliche Schubbewegungen, welche Schlaufen begünstigen und nicht die thixotropen Eigenschaften nutzen, sind zu vermeiden.

■ Eine gute Bewegung braucht den Bewegungsentwurf

Was also im Training gefördert wird und somit immer weiter verbessert werden soll, ist nicht nur der Handlungsvollzug, sondern auch der Bewegungsentwurf. Dieser funktioniert bei Anfängern nicht sehr gut, perfekt und »rund« – aber mit zunehmender Übung wird der Bewegungsentwurf immer weicher und besser. Beim Übungsprozess erhält der Anfänger also immer wieder Botschaften, die während des Ablaufs der Handlung eintreffen und den laufenden Prozess somit korrigieren und verbessern – dies bedeutet, dass es keine gute Bewegung ohne Bewegungsentwurf gibt.

Kommen wir zur guten Faszientransformation – dem Übenden wird eine Fülle an unterschiedlichen Bewegungen abverlangt, beispielsweise das Führen der Arme zur guten und richtigen Transformation der Armlinie, also der Bewegung auf einer Ideallinie. Was aber ist die sogenannte Ideallinie? Die Umsetzung funktioniert auch hier umso besser, je mehr geübt wird und ins unbewusste Wissen übergeht, also je mehr Wissen spontan abgerufen werden kann.

Je mehr Übung, desto mehr Festigung im Unbewussten und desto mehr Wissen kann spontan abgerufen werden.

■ Bewegungsentwurf und Umsetzung

Der noch nicht geübte Faszientrainiernde muss die Ideallinie verinnerlichen. Dazu benötigt dieser sozusagen einen Vorsatz bzw. muss die Handlung absichtlich durchführen. Das muss auch so sein, denn nur durch das bewusste Fühlen der Ideallinie wird die Einhaltung eben dieser immer mehr selbstverständlich und bedarf in weiterer Folge dann immer weniger bewusster Handlung.

Dies bedeutet also auch, dass der wenig Geübte sich mühselig die Ideallinie erarbeitet und der gut Trainierte nicht mehr über seine Handlung nachdenken muss, weil sie sich automatisch ergibt.

Die Ideallinie muss vom Ungeübten mühselig erarbeitet werden, während der Trainierte über die Bewegung nicht einmal nachdenken muss.

Allerdings reicht die richtige Ideallinie dann doch nicht zur Gänze – es muss in jedem Fall die Umsetzung des Entwurfs in die Handlung trainiert werden. Diese sehr komplexe und komplizierte Tätigkeit kann aber trotzdem viel früher als der eigentliche Bewegungsentwurf von der Ich-bewussten Steuerung getrennt werden.

▪ Gedanken sind Kräfte

So lautet ein Spruch, der sehr gerne verwendet wird. Interessant dabei ist allerdings, dass hierbei keine Bewegungsvorstellung eine für sich geschlossene Vorstellung bleibt. Vielmehr setzt sich diese in die Körperlichkeit mehr oder weniger um. Denn bestimmte Gehirnströme greifen in der Hirnrinde beim intensiven Wahrnehmen auf motorische Zentren über – jede Vorstellung ist demnach bereits eine minimale Bewegung. So trainieren wir bei der Faszientransformation Faszien, ohne lange zu überlegen, wie der Körper diese Bewegung umsetzt.

▪ Angestrengtes Wollen ist nicht hilfreich

Wollen allein reicht nicht – wir brauchen die Kraft der unbewussten Steuerung.

Die Koordination der Bewegung ist anfangs ein bewusster Prozess. Leider ist aber die alleinige Bewusstheit nicht ausreichend für eine gute und richtige Bewegung. Für einen guten Trainingserfolg zählt vielmehr die geschmeidige und weiche Bewegung, welche sich aus einer natürlichen Bewegung ergibt. Dabei ist angestrengtes Wollen nicht hilfreich. Je mehr wir das angestrengte Wollen forcieren, umso schwieriger wird die Bewegung. Es wird klar: Vieles kann die bewusste Steuerung gar nicht zu Wege bringen. Die Existenz einer weiteren, unbewussten Steuerung wird immer sichtbarer.

▪ Können und Wissen

Wissen Sie beispielsweise genau, wo sich eine x-beliebige Taste auf Ihrer Tastatur befindet bzw. mit welchem Finger Sie diesen Buchstaben anschlagen? Oder machen Sie diesen Vorgang automatisch? Ist es nicht eher so, dass Sie Ihrer unbewussten Steuerung den Auftrag erteilen, quasi etwas mit diesem Buchstaben zu schreiben, und so erhalten Sie dann die präzise Information, wo die Taste ist und auch mit welchem Finger Sie diese Taste betätigen? Beim Erlernen des Betätigens der Tastatur allerdings hätten Sie dies genau sagen können, doch nachdem Sie das Schreiben auf der Tastatur nun schon beherrschen, ist Ihr Wissen in einen anderen Speicher gewandert, den Sie automatisch abrufen.

4.3 Trainingsfortschritt und Plateaubildung

Jeder kennt folgende Tatsache, man übt und übt, hat aber den Eindruck, sich nicht zu verbessern oder gar zu steigern. Die Leistungen stagnieren – dies nennt man Plateaubildung. Irgendwann allerdings kommt es zu einem überraschenden Sprung – oftmals, wenn der Betroffene eine andere Einstellung zu seiner Leistung gewonnen hat. Somit landet man beim direkteren Ablauf – dieser wiederum ist verantwortlich für den noch größeren Erfahrungsschatz, der dem Betroffenen nun zur Verfügung steht.

Plateaubildung bedeutet ein kurzfristiges Stagnieren der Leistung.

- **Training ist zukunftsbezogen**

Wir sind mit unseren Aufgaben der bewussten Steuerung aber noch lange nicht am Ende angekommen - jetzt geht es ums Training, das die Zukunft betrifft. Training ist der künftige Status, der im besten Fall perfektioniert oder aber zumindest gehalten werden soll. Der Erfolg bei den Übungen stellt sich allerdings nicht von alleine ein. Es bedarf Arbeit und Durchhaltevermögen und ist gepaart mit einer Absicht zur eigenen Verbesserung, um sich selbst einschätzen und wahrnehmen zu können.

- **Trainingsintention**

Sagt jemand beispielsweise, dass er seit vielen Jahren ohne Verletzung trainiert, bedeutet dies zwar, dass er in sehr vielen Situationen Erfahrungen gesammelt hat, aber noch lange nichts über seine motorische Perfektion. War nämlich keine ausreichende Lernabsicht vorhanden, stagniert das Wissen auf einem Level, was bedeutet, dass sich manche Fehler manifestieren und festsetzen.

Dies bedingt also eine stetige Verbesserungsabsicht – es muss ein aktives Lernbedürfnis vorhanden sein, die passive Lernbereitschaft reicht nicht aus. Diese Ausübung der Trainingsintention bedarf hoher Durchsetzung und Aufrechterhaltung – und das wiederum ist eine Führungsaufgabe der bewussten Steuerung.

Mentales Training ist das Hineinversetzen in eine Situation mit allen Sinnen.

4.3.1 Was ist mentales Training?

Das mentale Training ist eines der wichtigsten Hilfsmittel zur Perfektion des bewussten Denkens. Es bedeutet im Falle der Shaolin Faszientransformation die absichtliche und bewusste Steuerung und Beeinflussung der Bewegung durch achtsame Wahrnehmung aller sinnlicher, bewegungsrelevanter Faktoren und verbesserte Bewegungssteuerung aufgrund kurzer Reiz-Reaktionsrückkopplungen. Worum handelt es sich nun aber tatsächlich beim mentalen Training? Es ist nicht das zeitweise Nachdenken über eine künftige Aufgabe. Mentales Training ist das intensive Auseinandersetzen mit einer bestimmten Situation, also das Hineinversetzen in eine Situation mit allen Sinnen. Der Übende fühlt also alles und weiß alles, nicht nur die eigene Aufgabe.

Das mentale Training ist ein Training, welches das Ziel hat, den Trainierenden für seinen Einsatz in bestmögliche Verfassung zu bringen.

▪ Die Ziele beim mentalen Training

Gelassene Entspanntheit ist das Schlüsselwort bei mentalem Training.

Die Trainingsformen des geistig-mentalen Trainings gehen also weit über den eigentlichen motorischen Vollzug der Handlungen oder das Verinnerlichen einer bestimmten Situation hinaus. Es geht auch um die mentale Stabilisierung, damit der Trainierte der Situation gewachsen ist – um sich beim Faszientraining vollkommen auf die Durchführung der Bewegung, die innere Achtsamkeit, den notwendigen Krafteinsatz zu konzentrieren.

In weiterer Folge geht es um die Vermittlung der Konzentrationsgewissheit, also die Sicherheit, sich auf die eigene Konzentration vollkommen verlassen zu können (und nicht durch bestimmte Faktoren abgelenkt zu werden), sowie darum, Selbstzweifel abzubauen und das Selbstvertrauen entsprechend aufzubauen. Auch die richtige Einstellung und Motivation spielen beim mentalen Training eine große Rolle.

Wichtig bei all den vorgenannten Faktoren ist ebenso die Vermittlung der richtigen Ruhelage, wo sich der Trainierende in einem Zustand heiterer, gelassener Entspanntheit befindet, und zwar nicht nur für das bevorstehende Training, sondern auch vorher und nachher.

▪ Mental trainierte Wahrnehmung

Idealerweise verschmelzen Körper und Geist des Trainierenden.

Kommen wir beim mentalen Training wieder zum Training der Faszien – es gibt Situationen, in die man sich mental hineinarbeiten und hineinversetzen kann, nämlich die Entspannung. Der Trainierende begibt sich in die Ausgangsposition und entspannt sich mit seiner fachkundigen Erfahrung. Was bedeutet, dass das Gewicht auf beiden Füßen gleichmäßig ruht, beide Knie nicht ganz gestreckt sind, die Wirbelsäule aufrecht steht, der Hinterkopf die die Wirbelsäule streckt, die Schultern, Schulterblätter und Arme herabsinken, das Gesicht und die Bauchdecke sich lockern – schlicht: Alles nimmt eine erhabene aufrechte Haltung ein. Diesen Zustand könnte man so beschreiben, als verschmelze der Trainierende mit seinem Körper und seinem Geist.

▪ Stichwortartiger Abruf einer komplexen Bewegung

Schließlich geht es um das bewusste Abrufen einer komplexen Bewegung.

Man kann sich zum Erlernen diverser Punkte auch mit sogenannten Etiketten oder aber auch Stichworten helfen. Hier allerdings sind tatsächlich nur knappe Gedächtnisstützen vermerkt und es ist nur ein verkürzter Abruf für den Vorsatz – dahinter steht eine wesentlich komplexere Handlung. Es geht weniger um das Umsetzen eines bestimmten Vorgangs als vielmehr um das bewusste Abrufen einer komplexen Bewegung.

Übungen

Starten Sie ins Shaolin-Faszientraining

R. Egger, H. Schoberwalter, *Dynamische Faszien*,
DOI 10.1007/978-3-662-49937-5_5,

Nach all der Theorie gelangen wir nun zum Kern des Buchs – den Übungen nach der Shaolin-Methode. Bevor wir mit den einzelnen Übungen starten, möchten wir Ihnen noch einige grundlegende Hinweise zur Durchführung geben. Die Übungen für dynamische Faszien erreichen in Verbindung mit der jahrhundertealten erprobten Methode der Shaolin-Mönche eine angenehme Leichtigkeit. Mit den Übungen entsteht ein Zusammenspiel zwischen grobmotorischen, feinmotorischen, mentalen und energetischen Elementen Ihres Körpers.

Auf diesem Weg werden Sie die drei wichtigen As immer begleiten:
- Atmung,
- Aufmerksamkeit,
- Achtsamkeit.

Atmung, Aufmerksamkeit, Achtsamkeit – Ihre drei As

Ein Grund mehr, diese näher zu beleuchten:

Damit Sie im Zuge des Trainings und der Vorsätze nicht das Atmen vergessen, beherzigen Sie das Zusammenspiel von Aufmerksamkeit und Atmung. Emotional und mental sind Sie ganz bei sich, wenn Sie Ihre Aufmerksamkeit auf das Atmen richten. Automatisch, nicht absichtlich, gelangen Sie zu Ihrem eigenen, ganz persönlichen Rhythmus. Was bedeutet, dass wir Qi auch zum Fließen bringen können. Wie beim Laufen stört falsches Atmen die Konzentration auf die Übungen. Beim richtigen Atmen erleben Sie: Das Denken »schweigt«. Zugleich versinken Sie in einen ruhigen Zustand, jedoch finden innere Wachheit, Zentriertheit und Ruhe ihren Platz. Bitte probieren Sie es einfach aus! Das folgende »Experiment« wird Ihnen möglicherweise sogar das erste Mal zur richtigen und bewussten, also aufmerksamen Atmung verhelfen.

5.1 Das Experiment

- Richten Sie die Aufmerksamkeit auf Ihr Atmen
- Schließen Sie die Hände jeweils beim Ein- und Ausatmen
- Tun Sie dies nicht unter Druck – lassen Sie Ihren Körper reagieren
- Schwindet die Aufmerksamkeit, holen Sie sie einfach wieder zurück (ohne zu bewerten)
- Ihre Aufmerksamkeit ruht nun wieder auf Ihren Händen und auf dem Klang des Ein- und Ausatmens!

Lassen Sie sich vom Experiment überzeugen

Für uns heißt das, auf uns zu achten, indem wir uns erst einmal zur Ruhe bringen. Was in unserer hektischen Welt nicht so einfach sei dürfte. Den Geist zur Ruhe bringen – das ist eine Empfehlung, die es sich lohnt, anzunehmen! Lassen Sie Selbstreflexion sowie Selbstkritik außen vor und und lassen Sie Ihren Körper sprechen.

Das Einssein von Bewegung, Atmung; Denken und Fühlen ist das Ziel.

Bei gelungener Bewegung spüren Sie das Einssein mit sich, der Bewegung und Ihrem Körper. Wo findet die Bewegung statt, wie und mit welcher Intensität? Sensitivität führt uns auf diesen Weg der Achtsamkeit. Es ist dabei nicht die Stärke Ihrer Muskeln wichtig. Mit der

Achtsamkeit fallen Sie in einen Zustand, in dem Ruhe und Gelassenheit erlaubt sind. Jede einzelne Bewegung der Übung dürfen Sie langsam und bewusst ausführen. Spüren Sie die Bewegungsspiele Ihrer Muskeln und dadurch auch Ihrer Faszien. Lassen Sie sich auf die meditative Stimmung ein und hören Sie Ihrem Körper zu! Die Elemente des Bewegungsentwurfs können Sie nicht nur bei den Faszienübungen anwenden. Er findet überall statt. Im Sport, beim Autofahren, Motorradfahren.

Die Bewegung in der Stille erreichen Sie durch Achtsamkeit. Die Formel: Den Körper bewegen, das Denken zur Ruhe bringen. Durch scheinbar banale, aber umso erfolgreichere Methoden werden Sie Ihr Denken beeinflussen. Was können Sie tun? Anfangs üben Sie während der einzelnen Trainingseinheiten – ohne bewusstes Überlegen – ohne zu beurteilen, und übermäßig zu kontrollieren. Das Denken verschiebt sich sozusagen auf den Körper, um seine Bewegungen und das innere Geschehen intensiv wahrzunehmen. Automatisch kommt Ihr Denken zur Ruhe, wenn Sie mit sich und der Bewegung eins sind!

Lassen Sie den Willen Ihres Körpers frei und finden Sie zur Transformation

Lassen Sie Ihrem Körper »seinen Willen«. Zwingen Sie ihn nicht zu Bewegungen, die gegen seine Bereitschaft sind. Nicht Ihr Wollen und nicht Ihr Verstand bestimmen die Bewegungen. Der Verstand darf beobachten und wahrnehmen und nimmt sich selbst zurück. Sobald er zur Ruhe gekommen ist, übernimmt die Intelligenz des Körpers die Führung. Auch Ihr Wille wird ein bisschen ruhen und der sanfteren Bereitwilligkeit Platz machen. Mit diesen Attributen ausgestattet, steht der Faszientransformation nichts mehr im Wege.

Wenn Sie weiterhin neugierig sind und noch nicht bei den Übungen sind, sei Ihnen folgende Erkenntnis ans Herz gelegt: Ein Chan-Schüler fragt seinen Meister wissbegierig nach dem eigentlichen Geheimnis des Chan und bittet ihn um Unterweisung. Der Meister schaut daraufhin seinen Schüler lange und schweigend an und bedeutet ihm, sich zu setzen. Eine weitere halbe Stunde vergeht. Schweigen von beiden Seiten, aber vor allem von Seiten des Meisters. Des Wartens auf Unterweisung und Erleuchtung überdrüssig geworden, platzt der Schüler endlich heraus: »Wann fangt Ihr denn an, mich endlich zu unterweisen?« »Aber ich unterweise dich doch!«, antwortet der Meister. Enttäuscht und verwirrt fragt der Schüler darauf: »Aber wann passiert denn endlich etwas? Wann kommt die Erleuchtung?« »Gar nichts mehr wird passieren, das ist und war alles! Sitze, wenn du sitzt; gehe, wenn du gehst; iss, wenn du isst; und schlafe, wenn du schläfst. Das Geheimnis des Chan.«

Das Geheimnis des Chan besteht darin, im Hier und Jetzt zu sein.

5.1.1 Worauf müssen Sie bei den Übungen achten?

Beherzigen Sie das Ziel von Zusammenarbeit zwischen Körper und Geist

Wichtig ist, dass Sie sich im Rhythmus Ihres Atems bewegen sodass es zu einer Harmonie zwischen Übung und Atmung kommt. In Wirklichkeit sind die sieben Bewegungen, die Sie kennenlernen und verinnerlichen, als eine einzige Bewegung zu verstehen. Die Zusammenarbeit von Körper und Geist funktioniert dann besonders gut, wenn Sie ein gemeinsames Ziel haben. Der Verstand achtet ganz genau darauf, welche Bewegungen der Körper macht. Dadurch werden Sie Ihren inneren Frieden, Ihre Harmonie finden. Behutsamkeit und Achtsamkeit verkürzen den Weg zum Ziel. Beachten Sie, dass eine komplexe Bewegung aus vielen einfachen aufgebaut ist, Darum ist es so entscheidend, dass Sie genau diese einzelnen Bewegungsabläufe perfektionieren, um die gesamte Bewegungsabfolge gut zu beherrschen!

- **Die innere Haltung**

Die Energie kann besonders gut und vor allem frei fließen, sobald Sie im Einklang mit Ihrem Körper sind! Das Unbewusste steuert die Lernprozesse, also müssen wir eigentlich gar nicht unseren bewussten Verstand dazu bemühen. Viel mehr hilft ein geistiges Bild, Übungsabläufe im Körper zu verinnerlichen und diese wieder abrufen zu können. Tun Sie einfach, probieren Sie, experimentieren Sie, ohne auf die Anleitung fixiert zu sein und zu viel zu denken! Entspannte Konzentriertheit heißt das Zauberwort!

- **Was ist wichtiger? Wie viel, wie schnell oder wie wir üben?**

Die Art des Übens ist im Gegensatz zu sonstigen Sportarten wesentlich. Das liegt daran, dass Körper und Geist bei diesen Übungen einander bedingen und zusammenarbeiten. Üben Sie lieber jeden Tag eine kleine Einheit mit Achtsamkeit als eine tägliche große Einheit ohne Gefühl. Probieren Sie es aus! Sie haben nichts zu verlieren! Die Zeit, die Sie über die Wirksamkeit und Effektivität nachdenken, können Sie in der Praxis verwenden. Drei Monate ist aber die Mindestzeit, die Sie sich gönnen sollten, um zu Ihrer Erkenntnis gelangen.

Die innere Haltung und regelmäßige Übungseinheiten sind wichtig.

- **Wählen Sie eine bequeme Kleidung**

Ihre Kleidung kann einfach, bequem und locker sein, sollte also nirgends einschnüren oder beengen. Schmuck und Brille sollten Sie ablegen, um den Energiefluss nicht zu behindern. Es sollte Ihnen weder zu kalt noch zu heiß (Hitzestau) sein!

- **Ein schöner Ort zum Trainieren**

In der Traditionellen Chinesischen Medizin hat die Umwelt einen wichtigen Einfluss auf unsere Gesundheit. Die Natur als Übungsort bietet sich freilich hervorragend an. Achten Sie aber auf alle wetterbedingten Einflüsse, wie Feuchtigkeit, Wind und Kälte. Wenn Sie nicht das Glück der Natur genießen können, ist die Übung bei geöffnetem Fenster eine gute Alternative. Wer möchte, lässt inspirierende Musik im Hintergrund spielen, aber eigentlich ist es die absolute Stille, die inspirierend wirken sollte. Wenn Sie Ihr Training richtig gemacht haben, verspüren Sie ein Gefühl von Wärme und Wachheit. Das Wohlbefinden sollte in jedem Fall besser sein als vorher, und der Körper sollte sich geschmeidiger anfühlen. Auf der anderen Seite hat es aber auch keinen Sinn, sich zu überfordern. Kennen und respektieren Sie Ihre Grenzen! Diese Regel gilt in jedem Sport. Gerade, wenn Sie Ihre Grenzen kennenlernen und nicht gleich durchbrechen, sind Sie ganz bei sich und geben Ihrem Ich eine Chance, bei sich zu sein. Nach längerem erfolgreichen Üben erlangen Sie die Plateauphase, eigentlich ein gutes Zeichen und lediglich ein Grund, weiterzumachen wie bisher. Geduld, Zeit, Achtsamkeit sind hier wieder gefragt. Bei einer Stagnation einer Bewegung empfiehlt es sich außerdem, ruhig mit der nächsten Bewegung weiterzumachen.

Die nächsten Verspannungen und Blockaden werden durch dieses Prozedere immer weniger, und sie werden die »geschmeidige« Zeit durch Ihre geschmeidigen Faszien genießen. Noch einmal sei erwähnt: Nicht Kraft ist der Schlüssel des Shaolin-Übungserfolgs, sondern Genauigkeit im Ausführen der Übungen. Was zum Übungsstopp führt, sind Schmerzen jeglicher Art. Nehmen Sie die Übung noch einmal sorgfältig durch, so regeneriert sich die irritierte Faszie besser als durch Stillstand. Überanstrengung oder alte Verletzungen bedeuten, die Trainingsintensität zu verringern. Das weiche Körpergewebe bedarf besonderer Beachtung. Bei brennenden oder stechenden Schmerzen sollten Sie die Übungen unterbrechen und sie nochmals studieren.

Ort und Ausstattung für das Durchführen der Übungen sind zu beachten.

Die Kniegelenke haben auch einen Sonderstatus. Die Schmerzgrenze muss beachtet werden. Solange sich die Bewegungen angenehm und wohltuend anfühlen, ist alles in Ordnung, Verspannungen oder Schmerzen am nächsten Tag sind ebenfalls kein gutes Zeichen. Das bedeutet für Sie mehr Achtsamkeit und langsamere Steigerung. Blockaden werden durch Shaolin-Übungen nicht einfach aufgelöst oder wegtrainiert wie beim Krafttraining oder bei Aerobic. Die Blockaden werden mit dem Faszien- und Energiesystem gleichsam transformiert.

▪ Brust raus, Bauch rein?

Schüler oder auch Soldaten wurden auf »gute Haltung« gedrillt. Stramm stehend, kontrolliert, mit geschwellter Brust und verstecktem Bauch – so sollte das Idealbild einer repräsentativen Haltung erreicht werden.

Halt und Wurzeln wie ein Baum

Yi Jing Jing sieht die Körperhaltung viel ganzheitlicher und natürlicher. Wir richten uns hier von unten nach oben auf, wie ein Baum, der in der frischen Erde Wurzeln schlägt.

▪ Meine Füße als Wurzeln

Das Gewicht des Körpers befindet sich in der Mitte zwischen Fußballen und Fersen.

Natürlich und aufrecht ist die Ausgangsposition. Gesunde Wurzeln sind tief verankert in der Erde, dem Baum kann kein Sturm, keine

Windbö etwas anhaben. Genauso stehen Sie da, mit Ihren Füßen mit der ganzen Sohle fest am Boden, und zwar im hüftbreiten Abstand. Wie erreichen Sie den idealen hüftbreiten Abstand? Sie stellen die Füße zusammen, öffnen die Zehen in einem Winkel von 45 Grad und bringen sodann Ihre Fersen auf den Abstand der beiden großen Zehen. Wenn Sie ganz genau sein wollen, messen Sie die Breite Ihrer Hüften und zeichnen den Abstand auf dem Boden ein. Sie sind nun in Ihrem stabilen Stand durch nichts umzuwerfen. Schenken Sie der Gewichtsverlagerung Aufmerksamkeit! Das Gewicht des Körpers befindet sich in der Mitte zwischen Fußballen und Fersen. Solange Sie also die kleinen Fußballen, alle Zehen, die Außenkanten der Füße und die Fersen spüren, sind Sie im optimalen Bereich. Sie werden sehr schnell ein Gefühl für diese »Gratwanderung« haben. Denn wenn Sie die Zehen zu sehr spüren, haben Sie zu viel Gewicht nach vorne verlagert – spüren Sie die Außenkante eines Fußes zu sehr, dann ist Ihr Gewicht nach außen »gewandert«. Sie sehen, es ist eigentlich eine Gefühlssache, die sich ziemlich schnell von selbst ergibt. Ihre Füße sind in den Übungen das Fundament, die Wurzeln oder auch die Verbindung zur Erde. Wie bei einem Hausbau werden die Übungen ohne solides, stabiles Fundament schief und nicht korrekt sein. So wie das Haus würde auch Ihr Körper nicht im Gleichgewicht sein. Die richtige Ausrichtung Ihrer Füße ist die Grundlage für die Qi Gong Shaolin-Übungen.

▪ Eine kleine Vorübung für das Knie

Nachdem Sie nun wissen, wie gut und wichtig die entspannte Haltung ist, können Sie selbst ganz einfach feststellen, wie einflussreich Ihre Knie dabei sind. Denn ohne entspannte Knie keine entspannte Haltung! Machen Sie die Übung, und Sie werden sehen, warum das so ist! Strecken Sie die Knie ganz durch und achten Sie dabei auf Ihren Bauch. Nun entspannen Sie die Knie wieder, achten Sie wiederum auf Ihren Bauch. Sie werden bemerkt haben, wie sich der Bauch anspannt. Das ist eine logische Folge der Haltung. Aber ein angespannter Bauch hemmt die Atmung, das Zwerchfell kann sich nicht »ausbreiten«.

Unsere Lungen nehmen mehr Frischluft auf, wenn das Zwerchfell entspannt ist. Das Zwerchfell ist unser »Atemmuskel« und braucht Bewegungsfreiheit, damit die Lungen genügend Frischluft aufnehmen können. Mit ausgestreckten Knien ist das nicht möglich – darum sind bei den meisten Übungen die Knie ganz leicht gebeugt, damit der Bauch entspannt ist und Ihre Atmung optimal bleibt.

Was bewirkt Ihre »kleine Kniebeuge« außerdem? Sie werden vielleicht bemerkt haben, dass Sie Ihre Füße desto fester am Boden spüren, je weniger gestreckt Ihre Knie sind. Das ist mit dem Schwerpunkt zu erklären, der mit der Beugung der Knie und dem festen Stand auf dem Boden nach unten sinkt. Ihre Aufmerksamkeit und somit der Schwerpunkt bei durchgestreckten Knien werden automatisch nach oben gelenkt. Da die Energie dem jeweiligen Schwerpunkt folgt, wird sie sich bei militärischer Haltung im Kopf stauen.

Das Knie dient als Beispiel für die anderen Gelenke. Entscheidend ist, die Gelenke in ihrem natürlichen Zustand zu lassen. Das heißt, Überstreckung, die sich auf Sehnen und Bänder auswirkt, ist nicht sinnvoll. Vielmehr können Sie dem natürlichen »Lauf« Ihrer Gelenke folgen, sodass die Gelenkabstände angemessen groß sind und fließende Bewegungen entstehen. Insbesondere Schulter-, Hüft-, Knie-, und Fußgelenke freuen sich über Ihre Aufmerksamkeit!

Der psychische und physische Schwerpunkt liegt im Unterbauch (der sich im Becken befindet) und ist damit das Zentrum des Menschen. Das Becken spielt also eine zentrale Rolle bei unseren Übungen. Im Zusammenhang mit dem Becken müssen wir die Wirbelsäule beachten, da sich ihre S-Kurve abflachen soll. Dies gelingt Ihnen am besten, indem Sie das Schambein leicht nach oben ziehen. Der Bauch sollte dabei entspannt bleiben! Auch hier wieder keine durchgestreckte Wirbelsäule, weil sonst die S-Abflachung nicht gelingt! Das ist schon die ideale Stellung, was das Becken betrifft!

Der psychische und physische Schwerpunkt liegt im Unterbauch.

Ziehen Sie Ihre Schultern nach hinten

Richten Sie Ihre Wirbelsäule auf. Damit können die Schulterblätter von der Schwerkraft rückwärts nach unten gezogen werden. Wichtig ist, dass der Hals, der Nacken und der Brustbereich aufrecht entspannt sind und bleiben. Die Arme hängen seitwärts entspannt herab, die Handflächen zeigen nach innen und ein bisschen nach hinten, auch die Ellbogen bleiben locker. Der Kopf bleibt gerade, und zwar so, dass Sie spüren, wie sich Ihr Nacken angenehm streckt.

Blicken Sie gelassen den Übungen entgegen – die Augen

So unwesentlich es Ihnen scheinen mag, so wichtig ist die »Haltung« Ihrer Augen bei den Shaolin Qi Gong-Übungen! Die Lider Ihrer entspannten Augen sind zu zwei Dritteln geschlossen, Sie schauen ca. zwei Meter nach vorne auf den Boden. Aber ohne einen Punkt zu fixieren!

Ins Nichts schauen – probieren Sie es

Halten Sie die linke Hand mit gespreiztem Zeige- und Mittelfinger mit einem ungefähr 30-cm-Abstand vor die Augen, dann halten Sie den Zeigefinger des rechten gestreckten Arms vor die Mitte des Vs der linken Hand und blicken hindurch.

Ins Nichts schauen ist gar nicht so einfach.

5.1.2 Zur Sache

Lassen Sie die einzelnen Punkte der Haltung Revue passieren, und Sie werden schnell vertraut mit ihnen werden:

- Von unten aufrichten! Keine Militärhaltung, sondern mit den Füßen in Hüftbreite Wurzeln schlagen!
- Knie leicht gebeugt
- Wirbelsäule vollkommen aufrichten
- Schulterblätter nach hinten/unten ziehen und Arme hängen lassen

- Schambein hochziehen – Bauchgefühl!
- Gerade Kopfhaltung, angenehme Nackenspannung
- Zunge
- Ins Nichts schauen mit zu zwei Dritteln gesenkten Lidern
- Natürliche Atmung

Vergessen Sie nicht die »Haltungsregeln«

Mit diesen einfachen Regeln ausgestattet, kann nun bei den Übungen nichts mehr schiefgehen! Haben Sie Spaß, Freude und Entspannung auf ihrem Weg zu Ihren dynamischen Faszien!

Die erste Bewegung

Wei Tuo tragend eine Stange darbieten | Wei Tuo Xian Chu Di Yi Shi

R. Egger, H. Schoberwalter, *Dynamische Faszien*,
DOI 10.1007/978-3-662-49937-5_6, © Springer-Verlag GmbH Deutschland 2017

Die erste Bewegung ist eine der wichtigsten Bewegungen in der Faszientransformation der Shaolin. Sie sollte als erste Bewegung vor allen weiteren Bewegungen geübt und trainiert werden, denn sie bereitet den Körper auf die weiteren Transformationsschritte vor.

▪ Ausgangsstellung

Die Ausgangsstellung ist der schulterbreite Stand. Verteilen Sie Ihr Gewicht gleichmäßig auf den linken und den rechten Fuß. Beachten Sie auch, dass Sie Ihr Gewicht gleichmäßig zwischen Zehen, Fußballen und Ferse verteilen. Das meiste Gewicht tragen dabei das Grundgelenk der großen Zehe und die Ferse. Das Grundgelenk der kleinen Zehe dient zur seitlichen Stabilisierung.

Beide Knie sind leicht gebeugt und befinden sich über den beiden Sprunggelenken. Gerade so, dass die Muskeln des Oberschenkels das Körpergewicht tragen und keine übermäßige Belastung der Kniegelenke stattfindet. Die Wirbelsäule ist möglichst gerade und senkrecht nach oben gestreckt. Ziehen Sie Ihr Schambein in Richtung Nabel und ziehen Sie Ihren Nabel gedanklich in Richtung Ihrer Wirbelsäule. Damit erreichen Sie eine gute, zentrierte Haltung, und Ihr Gewicht ruht im Becken.

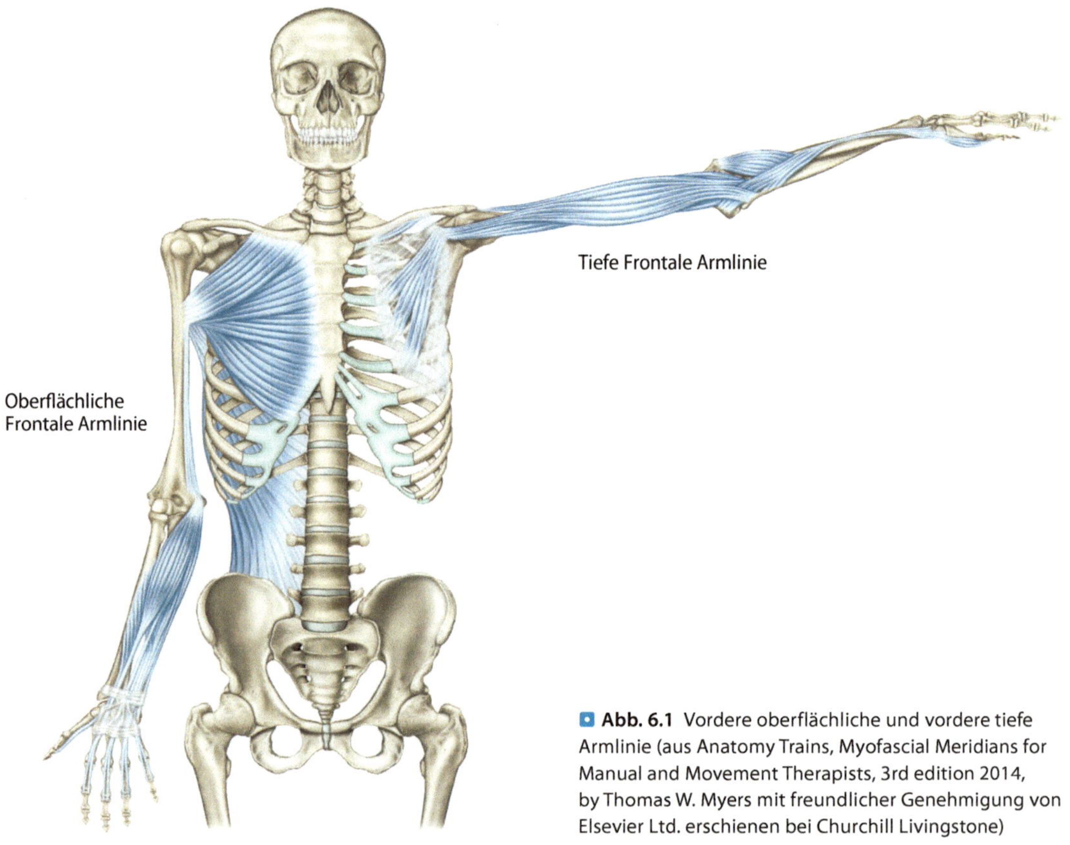

Abb. 6.1 Vordere oberflächliche und vordere tiefe Armlinie (aus Anatomy Trains, Myofascial Meridians for Manual and Movement Therapists, 3rd edition 2014, by Thomas W. Myers mit freundlicher Genehmigung von Elsevier Ltd. erschienen bei Churchill Livingstone)

Den höchsten Punkt des menschlichen Körpers, den Bai Hui, strecken Sie in Richtung Himmel. Ihren Bai Hui finden Sie ganz einfach: Verbinden Sie mit einer gedachten Linie Ihre Nasenspitze mit dem oberen Ende Ihre r Wirbelsäule und verbinden Sie mit einer gedachten Linie Ihr linkes mit Ihrem rechten Ohr. Am Kreuzungspunkt dieser beiden gedachten Linien finden Sie Ihren Bai Hui.

Das Strecken des Bai Hui in Richtung Himmel streckt Ihre obere Wirbelsäule. Sie fühlen vielleicht dabei, dass sich Ihre beiden Schulterblätter absenken. Das ist ein gutes Zeichen für eine bereits vormobilisierte Armlinie (◘ Abb. 6.1 und ◘ Abb. 6.2). Gleichzeitig sinkt dabei Ihre Kinnspitze in Richtung Kehlkopf. Damit strecken Sie den oftmals lange Zeit in falscher Position fixierten rechten und linken Muskel an Ihrem Hals.

Atmen Sie nun tief aus und lassen Sie Ihren Brustkorb in sich zusammensinken. Beachten Sie dabei. dass Ihre Wirbelsäule gerade und aufrechtbleibt. Der Brustkorb soll in sich zusammensinken, nicht die Wirbelsäule! Gehen Sie beim Ausatmen etwa 10 cm in die Knie wie bei einer leichten, kleinen Kniebeuge. Achten Sie darauf, dass Ihr Oberkörper dabei aufrecht bleibt.

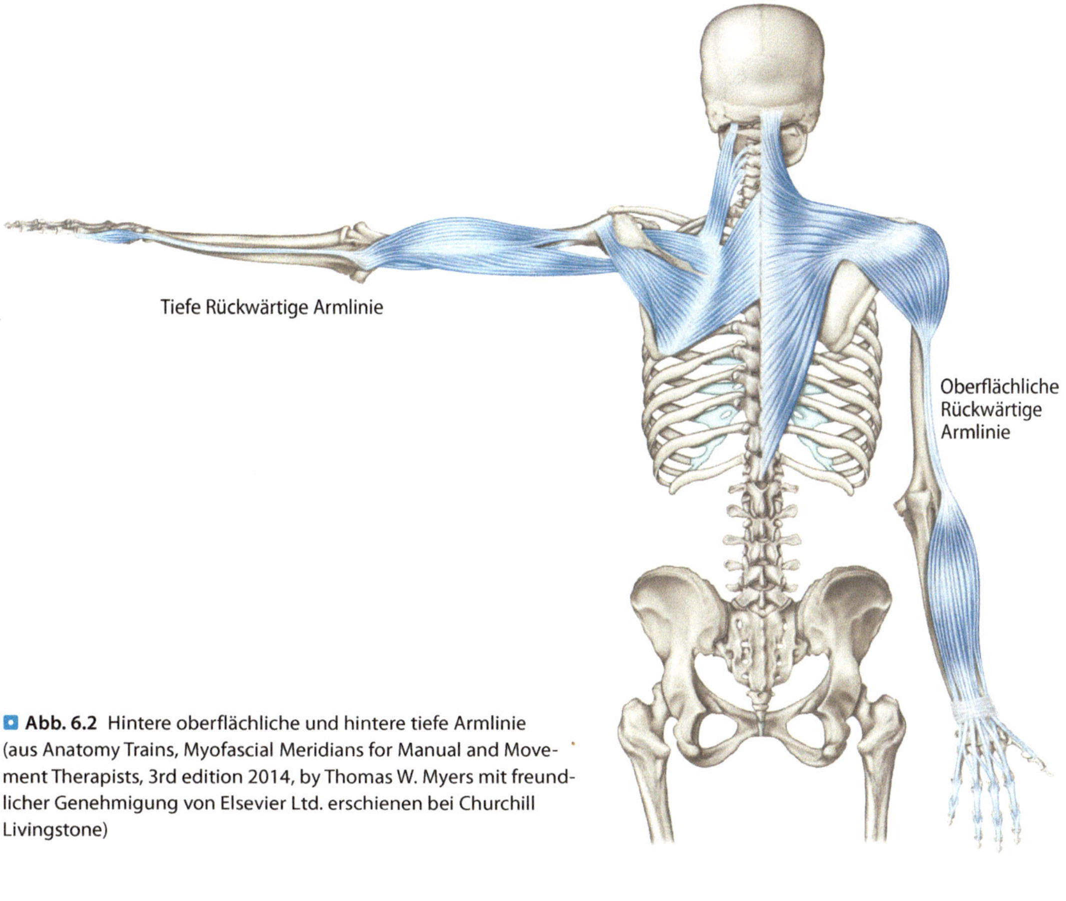

◘ **Abb. 6.2** Hintere oberflächliche und hintere tiefe Armlinie (aus Anatomy Trains, Myofascial Meridians for Manual and Movement Therapists, 3rd edition 2014, by Thomas W. Myers mit freundlicher Genehmigung von Elsevier Ltd. erschienen bei Churchill Livingstone)

Beim Einatmen strecken Sie Ihre Knie wieder in die nicht gestreckte Ausgangsposition und füllen Sie dabei Ihren Brustkorb mit frischer Luft.

Das Gewebe in den Beinen wird durch den Rücktransport von Lymphwasser zum Herz entlastet.

Üben Sie dieses Ein- und Ausatmen einige Male. Damit beginnt der Körper, sich auf eine weiche und sanfte Bewegung vorzubereiten. Das ist ein sehr wichtiger Schritt in eine gute und wirksame Faszientransformation. Das wiederholte Absenken und Durchstrecken der Knie bewegt Venenblut und Lymphwasser aus der extrazellulären Matrix zurück in Richtung Herz. Das bedeutet, Sie bekommen in den Beinen versacktes Blut zurück in Ihren Blutkreislauf und entlasten damit Ihre Venen. Der verstärkte Rücktransport von Lymphwasser in Richtung Herz entlastet das Gewebe in den Beinen und vermindert den Druck auf Ihre Zellen. Gleichzeitig pumpen Sie mehr Lymphwasser über das gesamte Lymphsystem zurück in Ihre Vene. Das bedeutet: Sie vergrößern Ihr Blutvolumen und verdünnen dabei gleichzeitig das dicke und schwerfällige Venenblut.

Die Bewegung der Arme, der Schultern und des Brustkorbs

Die Bewegung der Arme, der Schultern und des Brustkorbs sind einfach. Das Ziel der Übung 1 besteht darin, die Steifigkeiten und Verkürzungen der Armlinie zu reduzieren und die Armlinie wieder entspannt, kräftig und geschmeidig zu machen (vgl. Abb. 6.1 und Abb. 6.2).

Ein weiteres wesentliches Ziel ist die Steigerung der Beweglichkeit des Brustkorbs. Ist die Armlinie verspannt, so wirkt diese Verspannung auf den Brustkorb. Damit werden die Leichtigkeit und die Üppigkeit der Atmung verschlechtert.

Die Armlinie und der Brustkorb sollen aktiv bewegt werden.

Ziel ist es daher, die gesamte Armlinie und dabei besonders den Bereich des Brustkorbs aktiv zu bewegen. Faszien als thixotrope Flüssigkeit müssen gezogen werden. Das bedeutet, die zu trainierende Bewegung gliedert sich in zwei Teilbewegungen.

- Im ersten Teil der Bewegung ziehen die Handflächen über die abgewinkelten Arme die Schulterblätter auseinander. Die Bewegung ist in Abb. 6.3 mit den blauen Pfeilen dargestellt. In Abb. 6.4 ist die Endposition der ersten Abbildung ersichtlich.
- Oberarm, Unterarm, Ellbogen, die Handgelenke eines Arms bewegen sich dabei zueinander nur sehr wenig. Der erste Teil des Bewegungsentwurfs der Bewegung 1 ist das Auseinanderziehen der Schulterblätter, und nicht das Bewegen des Oberarms relativ zum Unterarm oder das Bewegen der Handgelenke und der Handfläche relativ zum Unterarm (siehe auch »Video Bewegung 1 Shaolin Yi Jin Jing«; http://www.robertegger.at/videos).
- Senken Sie Ihre Schulterblätter nach unten ab. Ziehen Sie Ihr Schambein mit Ihren Bauchmuskeln in Richtung Nabel.

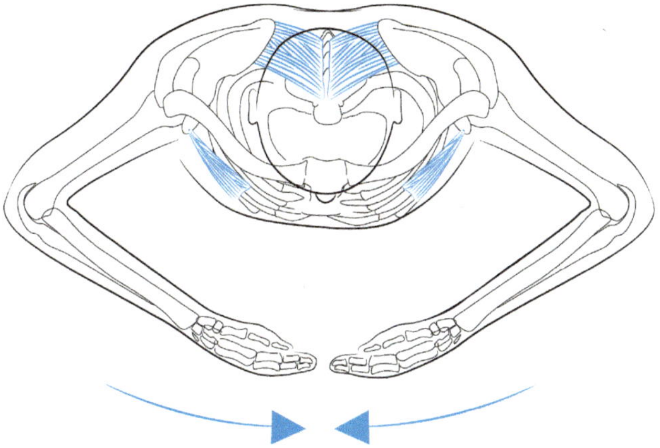

Abb. 6.3 Die durch die blauen Pfeile gekennzeichnete Bewegung führt die Fingerspitzen zusammen und die beiden Schulterblätter auseinander

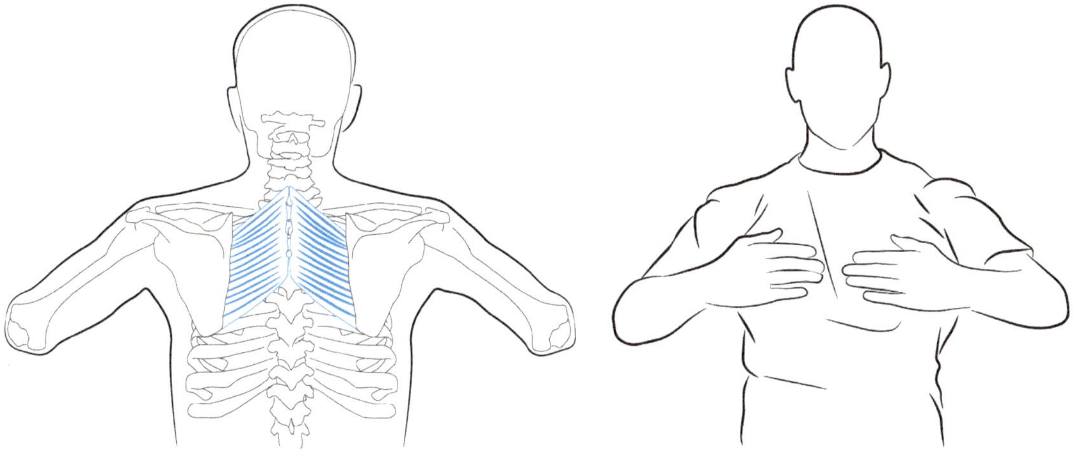

Abb. 6.4 Endposition der 1. Bewegung. Die zwischen den beiden Schulterblättern befindlichen Faszien sind nach außen gestreckt

- Im zweiten Teil der Bewegung ziehen die Schulterblätter sich zusammen. Das bedeutet, dass der vordere Teil der Armlinie am Brustkorb gestreckt wird. Dadurch werden die Handflächen auseinandergezogen. Diese Bewegung ist in Abb. 6.5 dargestellt. In Abb. 6.6 finden Sie wieder die Bewegungsrichtung mit blauen Pfeilen dargestellt.

Die Arm- und die Beinbewegungen verbinden Sie nun. Wenn Sie ausatmen, gehen Sie langsam in die Knie, ziehen Ihre Handflächen vorne

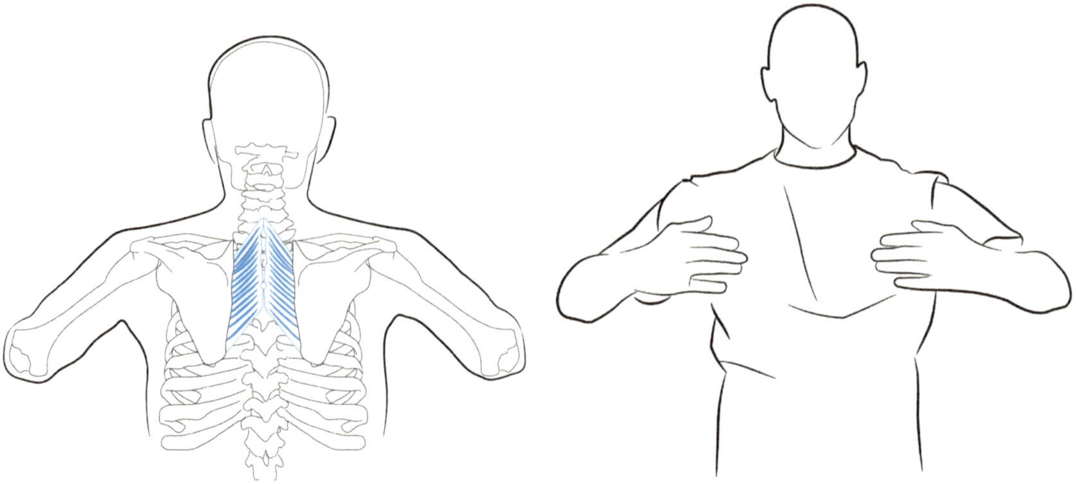

Abb. 6.5 Ausgangsstellung der 1. Bewegung. Die zwischen den beiden Schulterblättern befindlichen Faszien sind in die Mitte zusammengezogen

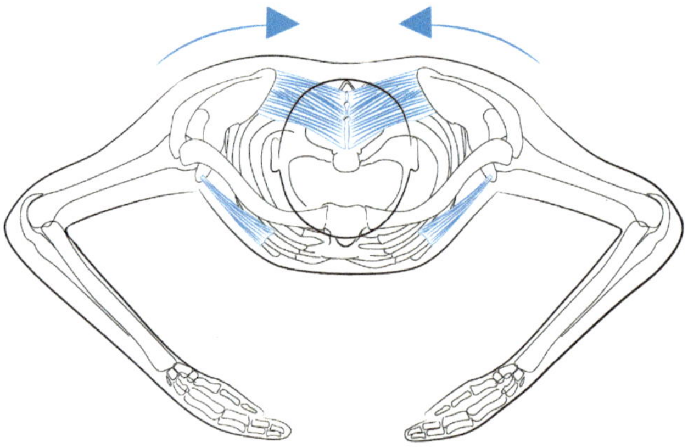

Abb. 6.6 Die durch die blauen Pfeile gekennzeichnete Bewegung führt die beiden Schulterblätter zusammen und die Fingerspitzen auseinander

zusammen und erweitern damit den Abstand zwischen Ihren Schulterblättern. Da diese Bewegung eine Zugbewegung auf die Faszien zwischen Schulterblatt und Wirbelsäule bedeutet, wird die Faszie unter dieser Bewegung fließfähiger werden. Verspannungen können sich jetzt lösen. Bei jeder Wiederholung der Bewegung wird die Faszie weicher. Damit erreichen Sie zwei wesentliche Fortschritte:

- Verspannungen lösen sich sowohl oberflächlich als auch in der Tiefe.
- Atmen wird aufgrund der geringeren Verspannungen leichter. Sie können mit dem gleichen Aufwand einen wesentlich tieferen, entspannteren Atemzug ziehen. Mit dieser tiefen und entspannten Atmung kann eine tiefe innere Ruhe einkehren. Geben Sie sich dieser entspannten, tiefen inneren Ruhe bewusst hin.

Wiederholen Sie diese gute und einfache Übung 5- bis 7-mal. Genießen Sie das Auf- und Abschwingen Ihres Körpers. Achten Sie auf die Ruhe, die sich einstellen kann, wenn Sie sich die Zeit und Ruhe gönnen, in die Bewegung einzutauchen und in der Bewegung geistig zu versinken.

Die zweite Bewegung

Wei Tuo tragend eine Stange darbieten | Wei Tuo Xian Chu Di Er Shi

R. Egger, H. Schoberwalter, *Dynamische Faszien*,
DOI 10.1007/978-3-662-49937-5_7, © Springer-Verlag GmbH Deutschland 2017

Die zweite Bewegung ist eine sehr wirksame Bewegung zur Aktivierung der Armlinie (◘ Abb. 7.1 und ◘ Abb. 7.2). Damit können besonders Verspannungen im Hals, Nacken und Schulter-Bereich und im Bereich des Brustkorbs reduziert werden. Das bedeutet aber auch, dass Verspannungen und Dysbalancen im unteren Rücken aktiv in die Transformation eingebunden werden können. Ebenfalls wird die Plantarfaszie mit der zweiten Bewegung gekräftigt und gestärkt.

▪ Ausgangsstellung

Durch die Aktivierung der Armlinie können Verspannungen im Bereich des Brustkorbs gemindert werden.

Die Ausgangsstellung für die zweite Bewegung ist der schulterbreite Stand. Verteilen Sie Ihr Gewicht wieder gleichmäßig auf den linken und auf den rechten Fuß. Beachten Sie auch, dass Ihr Gewicht ausgewogen zwischen Zehen, Fußballen und Ferse verteilt ist. Die meiste Last tragen bei der zweiten Bewegung das Grundgelenk der großen Zehe und die Ferse. Das Grundgelenk der kleinen Zehe dient zur seitlichen Stabilisierung.

In der Ausgangsstellung bei der zweiten Bewegung sind beide Knie leicht gebeugt und befinden sich über den beiden Sprunggelenken (nicht über den Fersen!). Beide Knie sind so gebeugt, dass die Muskeln des Oberschenkels das Gewicht des Körpers tragen und keine über-

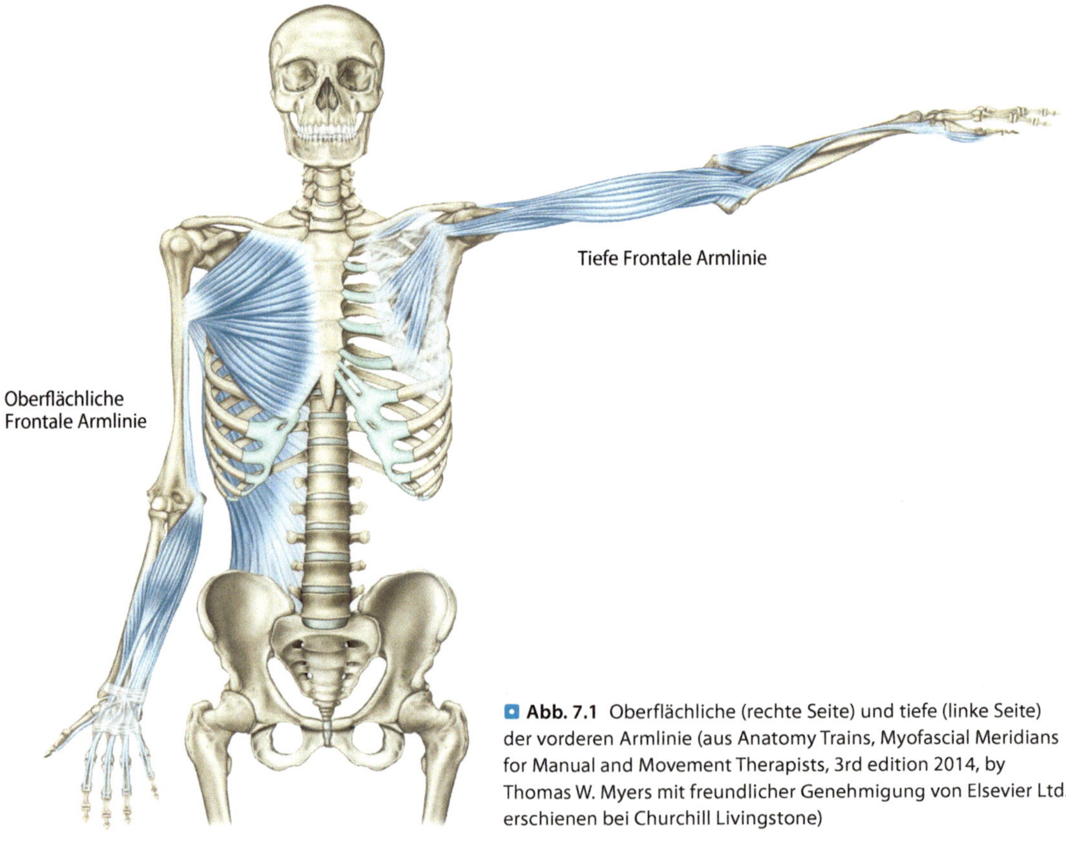

◘ **Abb. 7.1** Oberflächliche (rechte Seite) und tiefe (linke Seite) der vorderen Armlinie (aus Anatomy Trains, Myofascial Meridians for Manual and Movement Therapists, 3rd edition 2014, by Thomas W. Myers mit freundlicher Genehmigung von Elsevier Ltd. erschienen bei Churchill Livingstone)

mäßige Belastung der Knie stattfindet. Die Wirbelsäule ist möglichst gerade und senkrecht nach oben gestreckt. Ziehen Sie Ihr Schambein in Richtung Nabel und den Nabel in Richtung Ihrer oberen Wirbelsäule. Damit erreichen Sie eine gute, zentrierte Haltung, und Ihr Gewicht ruht im Becken.

Ihre beiden Ellbogen sind abgewinkelt und zeigen nach unten in Richtung des Bodens. Beide Handflächen zeigen in Richtung Himmel (Abb. 7.3).

Den höchsten Punkt des menschlichen Körpers, den Bai Hui, strecken Sie in Richtung Himmel. Ihren Bai Hui finden Sie ganz einfach: Verbinden Sie mit einer gedachten Linie Ihre Nasenspitze mit dem oberen Ende Ihrer Wirbelsäule und verbinden Sie mit einer gedachten Linie Ihr linkes mit Ihrem rechten Ohr. Unter dem Kreuzungspunkt dieser beiden gedachten Linien befindet sich Ihr Bai Hui.

Das Strecken des Bai Hui in Richtung Himmel streckt Ihre obere Wirbelsäule. Sie fühlen vielleicht dabei, dass sich Ihre beiden Schulterblätter absenken. Das ist ein gutes Zeichen für eine bereits vormobilisierte Armlinie. Gleichzeitig sinkt dabei Ihre Kinnspitze in Richtung Kehlkopf. Damit strecken Sie den oftmals lange Zeit in falscher Position fixierten rechten und linken Muskel an Ihrem Hals.

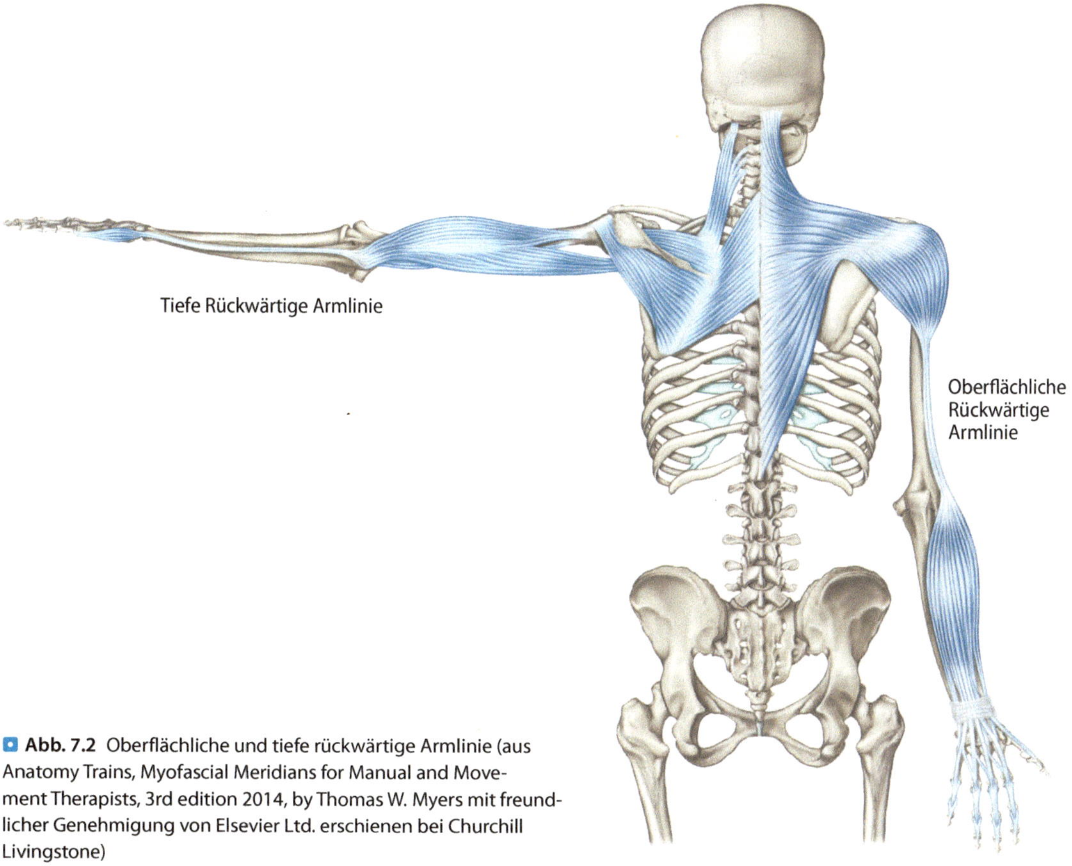

Abb. 7.2 Oberflächliche und tiefe rückwärtige Armlinie (aus Anatomy Trains, Myofascial Meridians for Manual and Movement Therapists, 3rd edition 2014, by Thomas W. Myers mit freundlicher Genehmigung von Elsevier Ltd. erschienen bei Churchill Livingstone)

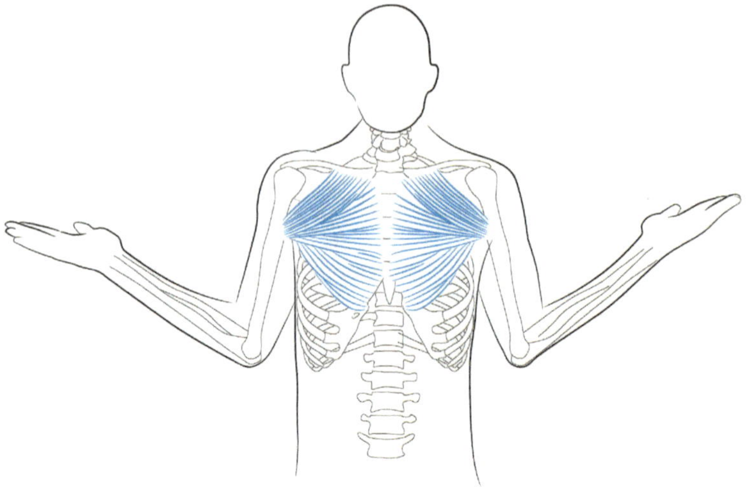

Abb. 7.3 Dritte Ausgangsposition für die zweite Bewegung

Die zweite Bewegung

Atmen Sie aus und beginnen Sie nun, Ihre Handflächen nach außen zu ziehen. Halten Sie in dieser Startphase noch beide Ellbogen in Ruhe. Das Ziel dieser Bewegungsphase ist das Strecken der Faszien der beiden Handgelenke. Wenn Sie Ihre Handflächen weiter nach außen ziehen, strecken Sie die Faszien Ihrer beiden Unterarme. Ziehen Sie Ihre Handflächen weiter nach außen und beginnen Sie, mit Ihren vorgestreckten Unterarmfaszien Ihre Ellbogen nach außen zu ziehen. Die Faszien im Bereich Ihrer beiden Ellbogen werden jetzt gestreckt. Ziehen Sie Ihre Handflächen weiter nach außen, so strecken Sie die Faszien Ihrer beiden Oberarme. Ziehen Sie Ihre Handflächen noch

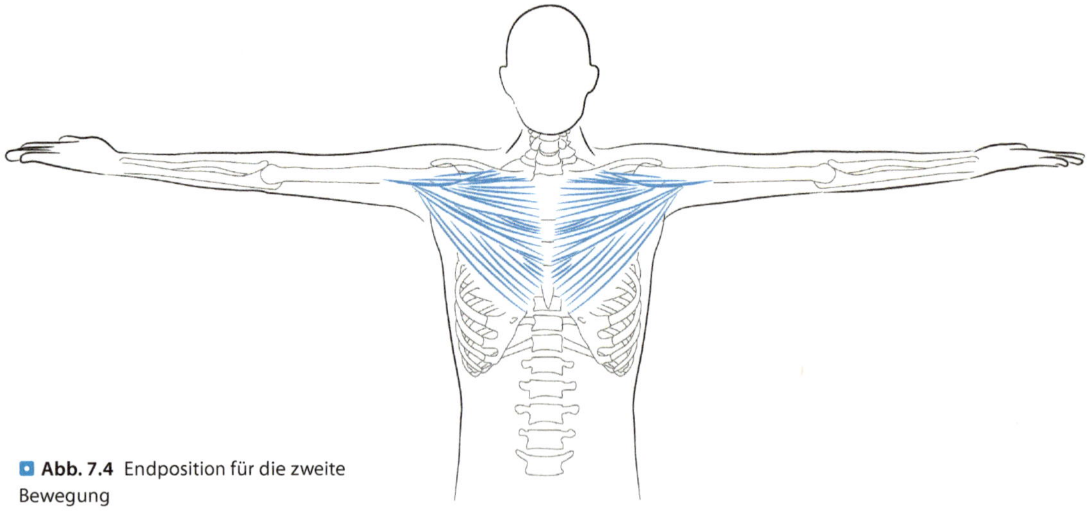

Abb. 7.4 Endposition für die zweite Bewegung

weiter nach außen, werden Ihre beiden Schultergelenke nach außen gezogen, und die Faszien der beiden Schultern werden gestreckt.

Jetzt beginnt der zweite, wesentliche Teil der Faszientransformation der Armlinie. Ziehen Sie Ihre Handflächen weiter nach außen, so ziehen Sie über die Handgelenke, die Ellbogen die Schultergelenke auch die Schulterblätter nach außen (◘ Abb. 7.4).

Das bedeutet:

- Die oberflächlichen und tief liegenden Faszien der rückwärtigen Armlinie zur Verbindung der Schulterblätter mit der Wirbelsäule werden jetzt gestreckt.
- Die oberflächlichen und tiefen Faszien der vorderen Armlinie werden gestreckt.

Durch die Streckung der Faszien werden auch tief sitzende Verspannungen gelöst.

Faszien, welche gestreckt werden, beginnen fließfähig zu werden. Damit können sich tief sitzende Verspannungen zwischen den Schulterblättern aufgrund der nach außen gestreckten Armlinie selbständig lösen.

Es können sich aber auch Verkürzungen der tief liegenden vorderen Armlinie, die typische Sitzposition mit Rundrücken, nach vorne gezogenen Schultern und aufgerichtetem Kopf, entspannen und lösen.

Sind beide Armlinien sanft und vollständig gestreckt, wirken die Armlinien auf die darunter liegende oberflächliche rückwärtige Linie (ORL) (◘ Abb. 7.5).

- Die nach außen ziehenden Armlinien ziehen den oberen Bereich der ORL nach außen. Das bedeutet, dass bei einer eventuellen Verspannung oder Verkürzung des oberen Teils der ORL der Kopf in eine sanfte rückwärtige Überstreckung gezogen wird. Korrigieren Sie diese Überstreckung, indem Sie Ihren Bai Hui wieder zu Ihrem höchsten Punkt des Körpers machen. Behalten Sie den Zug Ihrer Handflächen nach außen bei. Damit strecken Sie die Armlinie und den darunter liegenden oberen Teil der ORL.
- Die nach außen ziehenden Armlinien ziehen diesen Bereich der ORL aus dem unteren Rücken nach oben (◘ Abb. 7.6). Das bedeutet, dass Sie beim weiteren Ziehen der Handflächen nach außen Ihren Rücken vielleicht in ein »Hohlkreuz« (Hyperlordose) bewegen. Diese Bewegung in ein Hohlkreuz korrigieren Sie aktiv, indem Sie Ihr Schambein in Richtung Nabel ziehen und Ihren Nabel in Richtung Wirbelsäule. Dadurch strecken Sie die ORL im Bereich der Lendenwirbelsäule, und die Faszien dieser Region können sich transformieren.

Obwohl Sie jetzt vielleicht bereits glauben möchten, dass wir das Ende des Zugs nach außen der beiden Handflächen erreicht haben, geht die Transformationsbewegung noch weiter:

Lösen Sie Ihre beiden Fersen vom Boden. Sie stehen jetzt auf Ihrem Fußballen, auch Grundgelenke Ihrer Zehen genannt. Mit dem Hochheben beider Fersen erweitern Sie den Zug Ihrer ORL auf die Plantarfaszien, die stärksten Faszien Ihres Körpers (◘ Abb. 7.7).

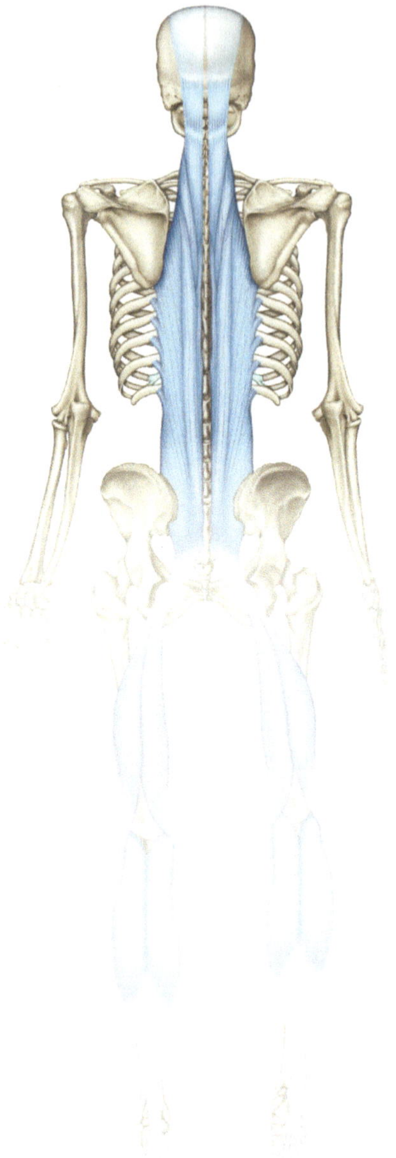

■ **Abb. 7.5** Der obere Teil der oberflächlichen rückwärtigen Linie (Nacken- bis Brustbereich) wird in der zweiten Bewegung transformiert (aus Anatomy Trains, Myofascial Meridians for Manual and Movement Therapists, 3rd edition 2014, by Thomas W. Myers mit freundlicher Genehmigung von Elsevier Ltd. erschienen bei Churchill Livingstone)

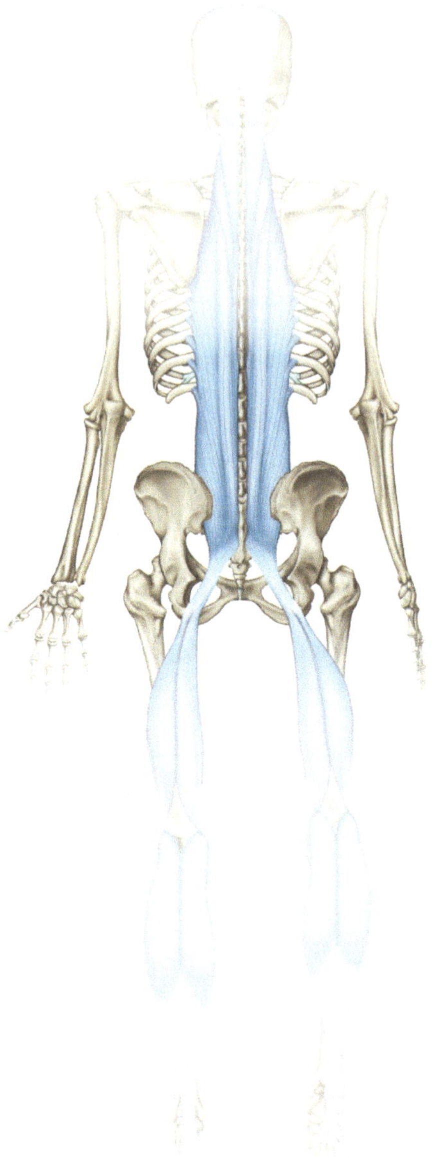

■ **Abb. 7.6** Der mittlere Teil der oberflächlichen rückwärtigen Linie (Beckenbereich) wird in der zweiten Bewegung transformiert (aus Anatomy Trains, Myofascial Meridians for Manual and Movement Therapists, 3rd edition 2014, by Thomas W. Myers mit freundlicher Genehmigung von Elsevier Ltd. erschienen bei Churchill Livingstone)

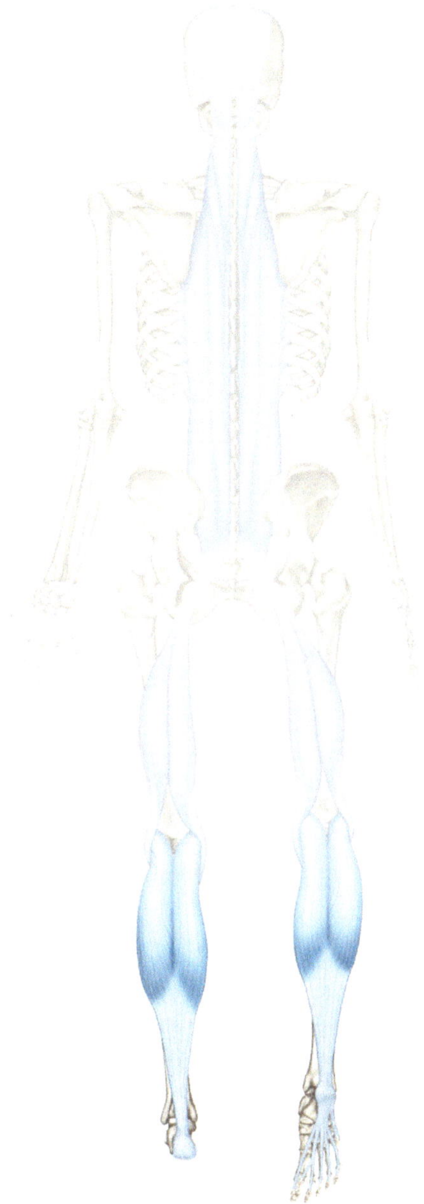

Abb. 7.7 Im abschließenden Teil der zweiten Bewegung wird die Fußsohle, die Plantarfaszie, transformiert (aus Anatomy Trains, Myofascial Meridians for Manual and Movement Therapists, 3rd edition 2014, by Thomas W. Myers mit freundlicher Genehmigung von Elsevier Ltd. erschienen bei Churchill Livingstone)

Das harmonische Wechselspiel von Atmung und Bewegung führt zu einer vertieften Atmung und weichen Bewegungen.

Wenn Sie die gesamte vordere und rückwärtige tiefe und oberflächliche Armlinie und die ORL gestreckt haben und auf Ihrem Fußballen stehen, haben Sie vollständig ausgeatmet. Anfangs scheint die Übung komplex und der Atem ist wesentlich schneller zu Ende als Ihre Bewegung. Versuchen Sie in dieser Phase Ihres Faszientransformationstrainings langsamer zu atmen und die Bewegungen geringfügig schneller zu machen. Schon bald werden Sie ein wohltuendes und harmonisches Wechselspiel zwischen Atmung und Bewegung feststellen. Mit zunehmender Trainingspraxis vertieft sich die Atmung wesentlich, und die Bewegungen fließen langsam und weich mit dem Zyklus der Atmung mit.

Beginnen Sie nun den zweiten Teil der Transformation der Armlinie. Denken Sie in Ihrem Bewegungsentwurf immer daran, dass Sie Faszien ziehen/strecken müssen, um die gewünschte Faszientransformation zu erreichen!

Achten Sie darauf, die ziehende Transformationsbewegung langsam und ohne Kraft durchzuführen.

Senken Sie Ihre Fersen langsam auf den Boden ab und beginnen Sie dabei gleichzeitig einzuatmen. Wenn die Fersen den Boden erreicht haben, ziehen Sie die Schulterblätter in Richtung Wirbelsäule nach innen und weiter nach unten. Damit erhöhen Sie den Zug auf Ihre ORL und Ihre Armlinie. Die Faszien werden jetzt in die zweite, nach innen zur Körpermitte gerichtete Bewegung transformiert.

Wenn Sie Ihre Schulterblätter nach innen und unten gezogen haben, ziehen Sie – ausgehend von Ihren Schulterblättern – Ihre Schultern in Richtung Körpermitte. Lassen Sie den Zug Ihrer Schulterblätter über Ihre Schultern in Ihre Ober- und Unterarme fließen und ziehen Sie mit diesem Zug Ihre Handflächen in Richtung Schultern. Beugen Sie dabei Ihre Ellbogen nach unten, damit diese in der Endposition stabilisiert werden, wie in ◘ Abb. 7.3 ersichtlich.

Die dritte Bewegung

Wei Tuo tragend eine Stange darbieten | Wei Tuo Xian Chu Di San Shi

R. Egger, H. Schoberwalter, *Dynamische Faszien*,
DOI 10.1007/978-3-662-49937-5_8, © Springer-Verlag GmbH Deutschland 2017

Fehl- und Schonhaltungen können mit dieser Bewegung ausgeglichen werden.

Während die erste und die zweite Bewegung der Shaolin-Faszientransformation hauptsächlich die vordere und hintere Armlinie in den Transformationsprozess miteinbeziehen, arbeitet die dritte Bewegung – gemeinsam mit der vierten Bewegung – besonders an der ORL, OFL, AL, LL (▶ Glossar) und teilweise auch an der TFL. Das bedeutet, dass Dysbalancen, Verspannungen und teilweise auch Fehl- und Schonhaltungen, welche sich durch langes und falsches Sitzen gebildet haben, ausgeglichen und verbessert werden können.

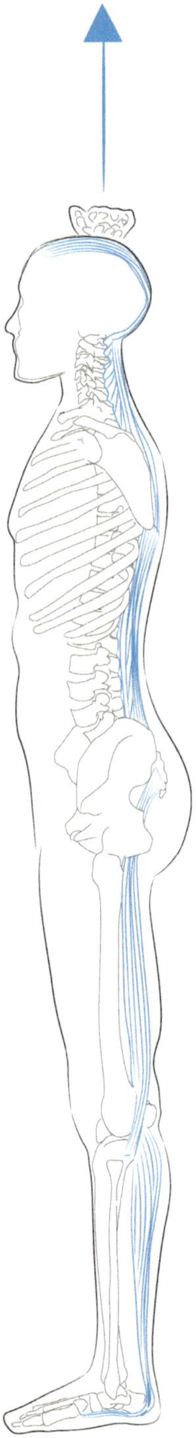

■ Ausgangsstellung

In der Ausgangsstellung für die dritte Bewegung berühren sich die Fersen beider Füße. Der Abstand zwischen den beiden großen Zehen beträgt etwa eine Faustbreite. Damit bilden die beiden Füße ein nach vorne geöffnetes Dreieck. Verteilen Sie Ihr Gewicht gleichmäßig auf das linke und das rechte Bein. Achten Sie darauf, dass ein Teil des Gewichts auf den beiden Fersen ruht und ein anderer Teil auf den beiden Grundgelenken der großen Zehen. Kein oder nur ganz wenig Gewicht lagert auf der Fußaußenkante, auf der kleinen Zehe und ihrem Fußballen.

In der Ausgangsstellung der dritten Bewegung sind beide Knie leicht gebeugt und befinden sich über den beiden Sprunggelenken. Beide Knie sind so gebeugt, dass die Muskeln des Oberschenkels das Gewicht des Körpers tragen und keine übermäßige Belastung der Knie stattfindet. Achten Sie in der Ausgangsposition darauf, dass Ihre Knie nicht stramm durchgestreckt sind. Die Wirbelsäule ist möglichst gerade und senkrecht nach oben gestreckt. Ziehen Sie Ihr Schambein in Richtung Nabel und ziehen Sie Ihren Nabel in Richtung Ihrer oberen Wirbelsäule. Damit erreichen Sie eine gute, zentrierte Haltung, und Ihr Gewicht ruht im Becken.

Den höchsten Punkt des menschlichen Körpers, den Bai Hui, strecken Sie in Richtung Himmel. Ihren Bai Hui finden Sie ganz einfach: Verbinden Sie mit einer gedachten Linie Ihre Nasenspitze mit dem oberen Ende Ihrer Wirbelsäule und verbinden Sie mit einer gedachten Linie Ihr linkes mit Ihrem rechten Ohr. Unter dem Kreuzungspunkt dieser beiden gedachten Linien finden Sie Ihren Bai Hui.

Das Strecken des Bai Hui in Richtung Himmel streckt Ihre obere Wirbelsäule. Sie fühlen vielleicht dabei, dass sich Ihre beiden Schulterblätter absenken. Das ist ein gutes Zeichen für eine bereits vormobilisierte Armlinie. Gleichzeitig sinkt dabei Ihre Kinnspitze in Richtung Kehlkopf. Damit strecken Sie den oftmals lange Zeit in falscher Position fixierten rechten und linken Muskel an Ihrem Hals.

Ihre beiden Handflächen befinden sich über dem Kopf. Die Fingerspitzen der beiden Mittelfinger berühren sich. Beide Ellbogen strecken sich zur Seite vom Körper weg (◘ Abb. 8.1).

◘ **Abb. 8.1** Erste Ausgangsposition der dritten Bewegung. Beide Hände befinden sich über dem Bai Hui. Die ORL ist gestreckt

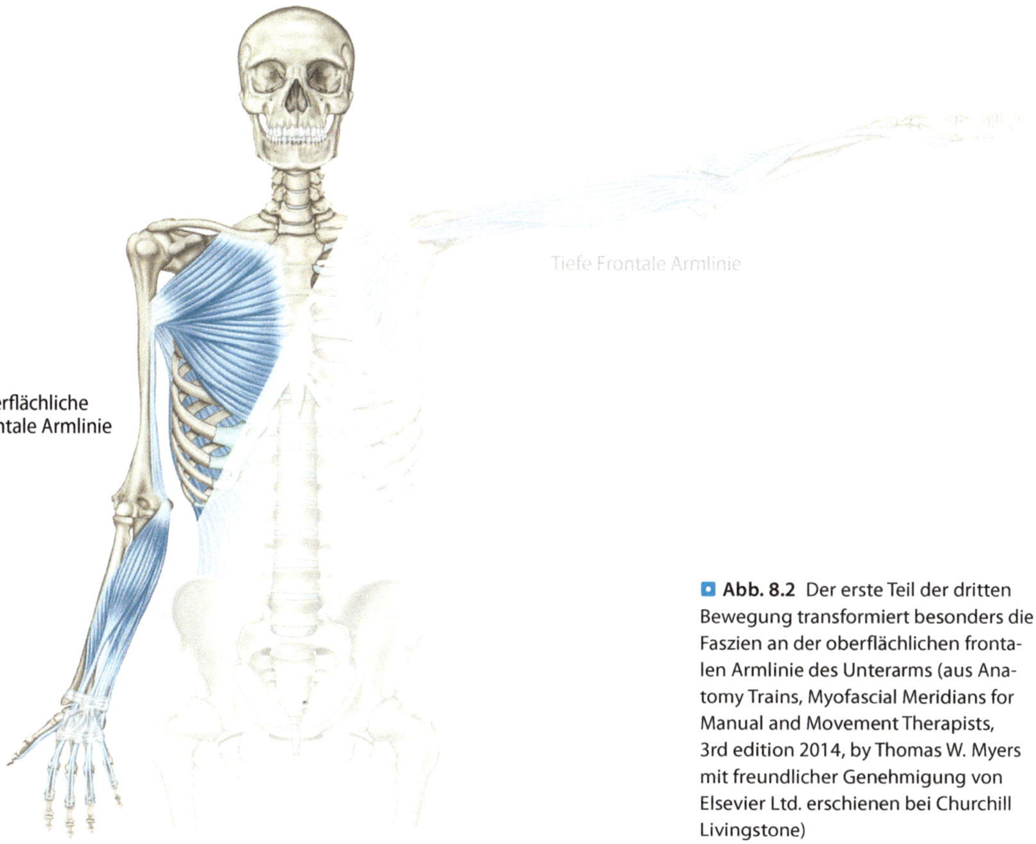

Abb. 8.2 Der erste Teil der dritten Bewegung transformiert besonders die Faszien an der oberflächlichen frontalen Armlinie des Unterarms (aus Anatomy Trains, Myofascial Meridians for Manual and Movement Therapists, 3rd edition 2014, by Thomas W. Myers mit freundlicher Genehmigung von Elsevier Ltd. erschienen bei Churchill Livingstone)

Die dritte Bewegung

Beginnen Sie mit dem Ausatmen und ziehen Sie Ihre beiden Handflächen gleichzeitig in Richtung Himmel. Ihre beiden Handflächen ziehen Ihre Arme nach oben und strecken dabei die Faszien beider Unterarme (Abb. 8.2). Ziehen Sie Ihre beiden Handflächen weiter in Richtung Himmel, so strecken Sie Ihre Ellbogen. Ziehen Sie ihre Handflächen weiter in Richtung Himmel, so strecken Sie die Faszien Ihrer Oberarme und Ihrer Schultern. Atmen Sie weiter aus und ziehen Sie Ihre Handflächen weiter in Richtung Himmel. Über Ihre beiden Schultergelenke ziehen Sie Ihre beiden Schulterblätter und damit die gesamte Armlinie, beginnend von der Fingerspitze bis zur Wirbelsäule in die Länge (Abb. 8.3).

Atmen Sie weiter aus und ziehen Sie Ihre Handflächen weiter in Richtung Himmel. Jetzt ziehen Sie besonders den Bereich Ihrer oberflächlichen Rückenlinie ORL im Bereich des Oberkörpers (Abb. 8.4), Ihre oberflächliche Frontallinie (Abb. 8.5), beide Armlinien, den oberen Teil der TFL (Abb. 8.6) sowie jenen Bereich der LL, welcher sich im Bereich des Brustkorbs befindet (Abb. 8.7).

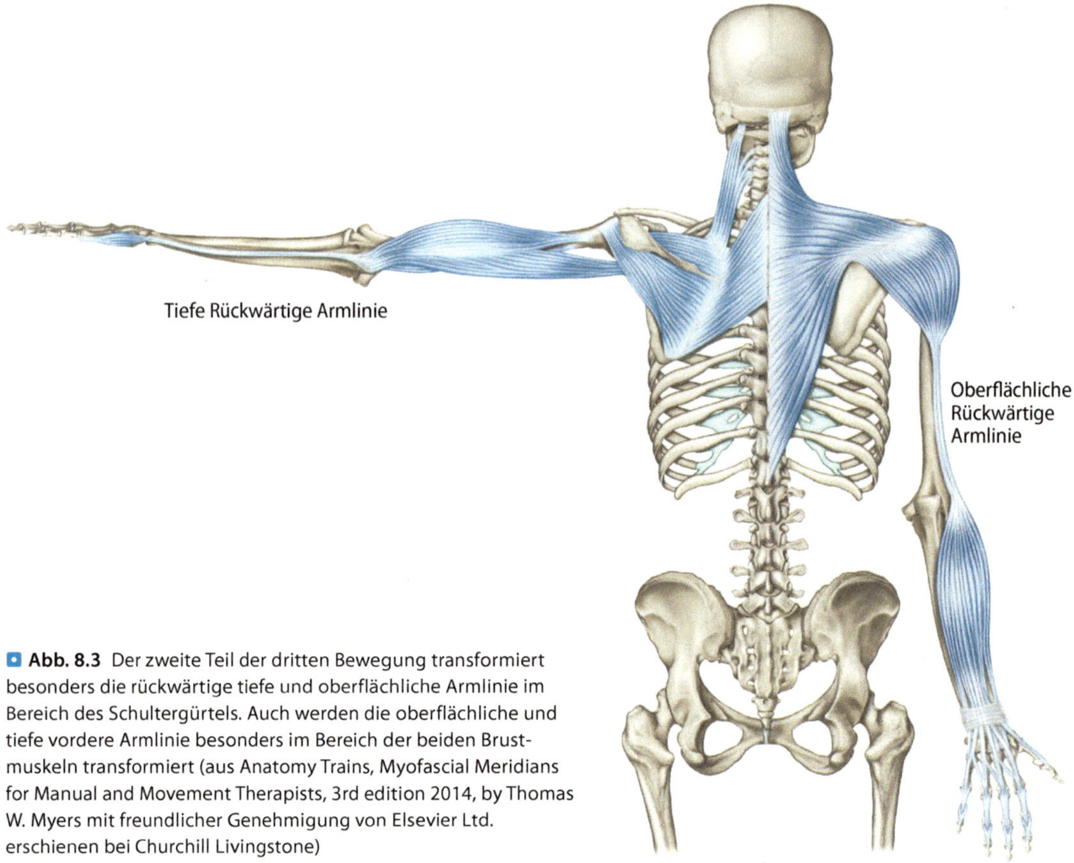

Abb. 8.3 Der zweite Teil der dritten Bewegung transformiert besonders die rückwärtige tiefe und oberflächliche Armlinie im Bereich des Schultergürtels. Auch werden die oberflächliche und tiefe vordere Armlinie besonders im Bereich der beiden Brustmuskeln transformiert (aus Anatomy Trains, Myofascial Meridians for Manual and Movement Therapists, 3rd edition 2014, by Thomas W. Myers mit freundlicher Genehmigung von Elsevier Ltd. erschienen bei Churchill Livingstone)

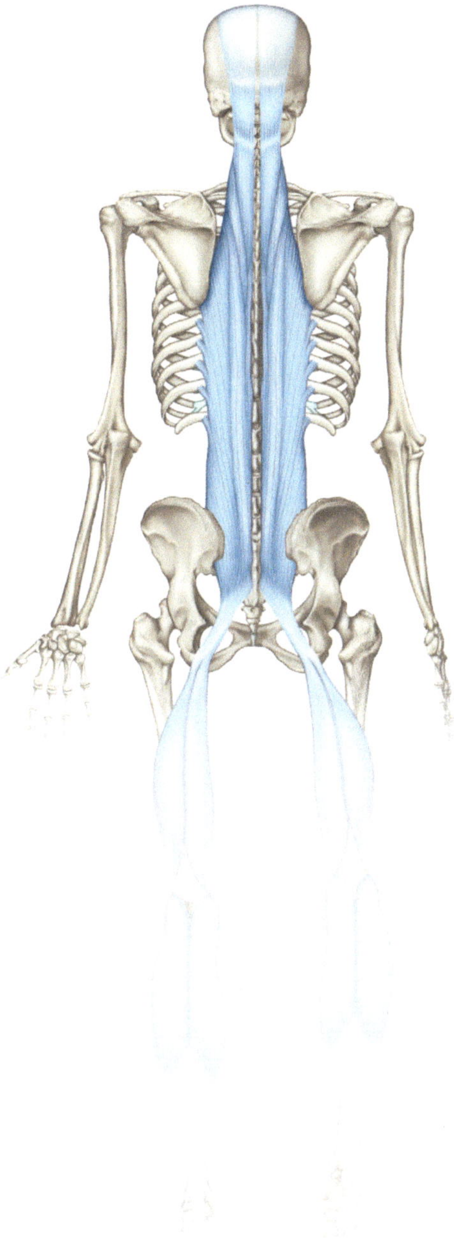

Abb. 8.4 Die dritte Bewegung transformiert im mittleren Teil der Bewegung besonders den oberen Teil der ORL. Achten Sie darauf, dass Sie kein Hohlkreuz bei dieser Bewegung haben. Ziehen Sie Ihr Schambein in Richtung Nabel und Ihren Nabel in Richtung oberer Wirbelsäule (aus Anatomy Trains, Myofascial Meridians for Manual and Movement Therapists, 3rd edition 2014, by Thomas W. Myers mit freundlicher Genehmigung von Elsevier Ltd. erschienen bei Churchill Livingstone)

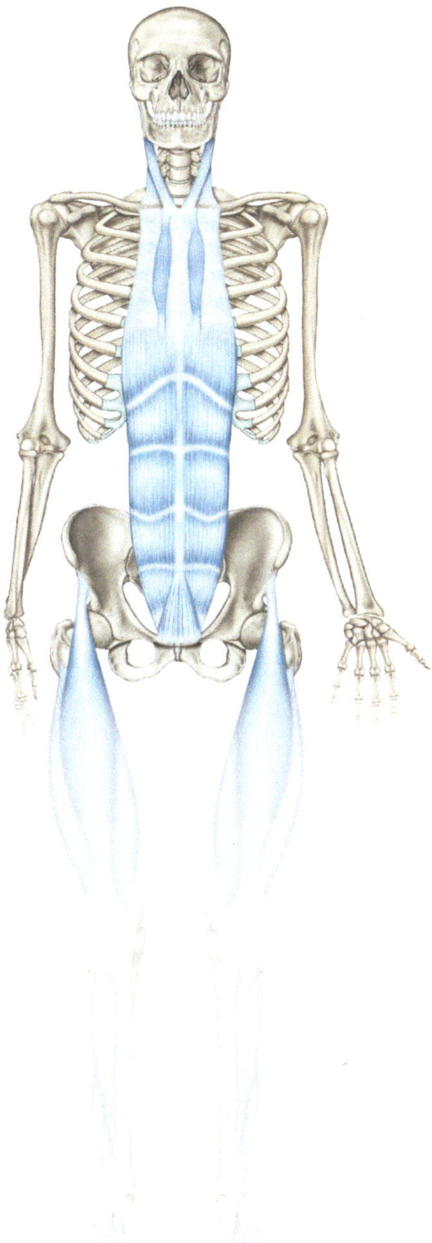

Abb. 8.5 Die dritte Bewegung transformiert im mittleren Teil der Bewegung auch den oberen Teil der OFL. Achten Sie darauf, dass Sie Ihr Schambein in Richtung Nabel ziehen und Ihren Nabel in Richtung oberer Wirbelsäule (aus Anatomy Trains, Myofascial Meridians for Manual and Movement Therapists, 3rd edition 2014, by Thomas W. Myers mit freundlicher Genehmigung von Elsevier Ltd. erschienen bei Churchill Livingstone)

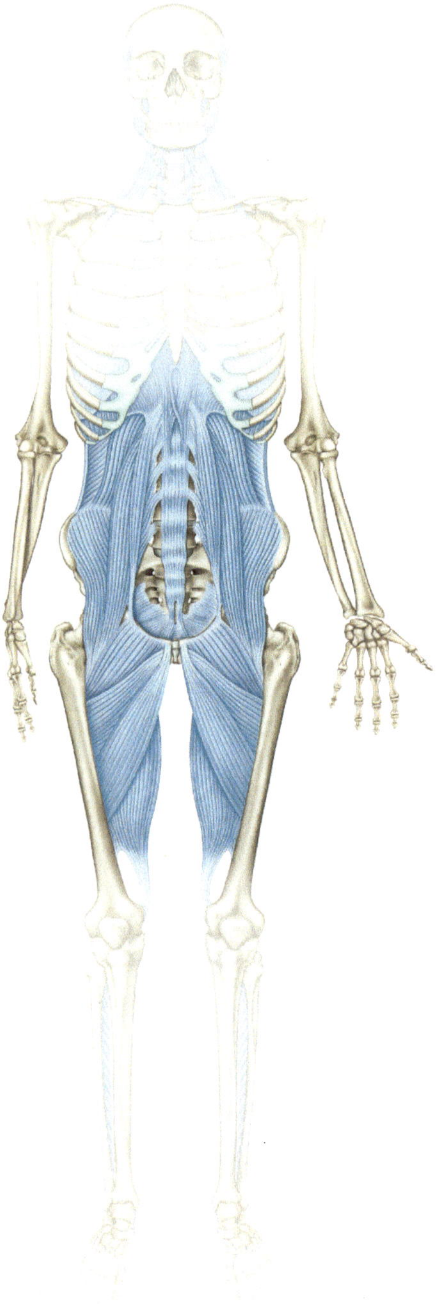

Abb. 8.6 Die dritte Bewegung transformiert im mittleren Teil der Bewegung besonders den oberen Bereich der TFL. Damit trainieren Sie Dysbalancen, Fehl- und Schonhaltungen, welche sich aus sitzender Tätigkeit ergeben, einfach weg (aus Anatomy Trains, Myofascial Meridians for Manual and Movement Therapists, 3rd edition 2014, by Thomas W. Myers mit freundlicher Genehmigung von Elsevier Ltd. erschienen bei Churchill Livingstone)

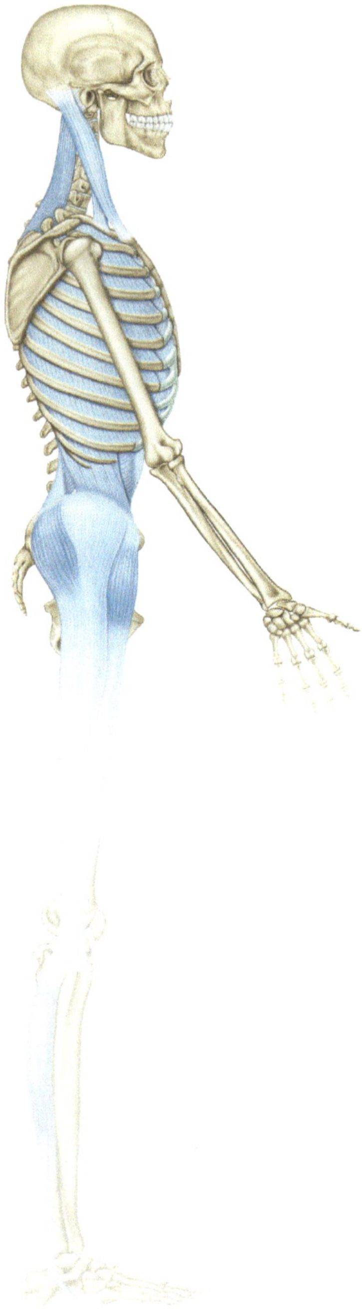

Abb. 8.7 Die dritte Bewegung transformiert im mittleren Teil der Bewegung besonders den jenen Teil der LL, welcher sich unter dem Brustkorb befindet. Seien Sie hier besonders achtsam in Ihrer Bewegung (aus Anatomy Trains, Myofascial Meridians for Manual and Movement Therapists, 3rd edition 2014, by Thomas W. Myers mit freundlicher Genehmigung von Elsevier Ltd. erschienen bei Churchill Livingstone)

Versuchen Sie ein Hohlkreuz zu vermeiden

Achten Sie in diesem Bewegungsabschnitt besonders darauf, dass eine verkürzte ORL hier besonders schnell zu einem leichten Hohlkreuz führen kann. Korrigieren Sie dieses Hohlkreuz, indem Sie verstärkt das Schambein in Richtung Ihres Nabels ziehen und den Nabel in Richtung Ihrer Wirbelsäule. Vielleicht benötigen Sie zur Korrektur etwas Kraft in Ihrem Unterbauch. Überanstrengen Sie sich dabei aber nicht. Das Ziehen der Faszien steht im Mittelpunkt des Interesses, auf keinen Fall eine harte Korrektur des Hohlkreuzes. Wenn Sie die dritte Bewegung der Shaolin-Faszientransformation konsequent immer wieder durchführen, wird sich die verkürzte ORL im Bereich des Oberkörpers aufgrund ihrer physikalischen Eigenschaften und der regelmäßigen Wiederholung der Bewegung in ihre richtige Originallänge verbessern lassen.

Atmen Sie weiter aus und ziehen Sie Ihre Handflächen weiter in Richtung Himmel. Vielleicht spüren Sie jetzt ein leichtes Ziehen an den Außenseiten Ihrer beiden Oberschenkel oder unterhalb Ihrer Kniekehle (◻ Abb. 8.8). Ziehen Sie Ihre Handflächen weiter in Richtung Himmel und lösen Sie mit dem Zug Ihrer beiden Handflächen die Fersen vom Boden. Sie stehen jetzt auf Ihren beiden Fußballen. Beide Fersen berühren sich, und das meiste Gewicht lastet jetzt auf dem Fußballen der großen Zehe. Auf dem Fußballen der kleinen Zehe ruht nur sehr wenig Gewicht. Die kleine Zehe und Ihr Fußballen sorgen jetzt für Ihr Gleichgewicht. Pressen Sie beide Fersen stramm gegeneinander. So erreichen Sie eine stabile, nach oben gezogene Körperhaltung.

Jetzt beginnt die eigentliche Faszientransformation der dritten Bewegung. Wenn Sie auf Ihren beiden Fußballen stehen, den Körper vollkommen gestreckt halten und Ihre beiden Fersen fest gegeneinander pressen, können Sie Ihre beiden Handflächen noch etwa 5–8 cm langsam in Richtung Himmel ziehen. Dabei bemerken Sie, dass Sie aufgrund dieser Ziehbewegung Spannung im Rücken und in Ihrem Bauch aufbauen und die letzten Zentimeter in dieser Bewegung erstaunlich anstrengend sein können (◻ Abb. 8.9).

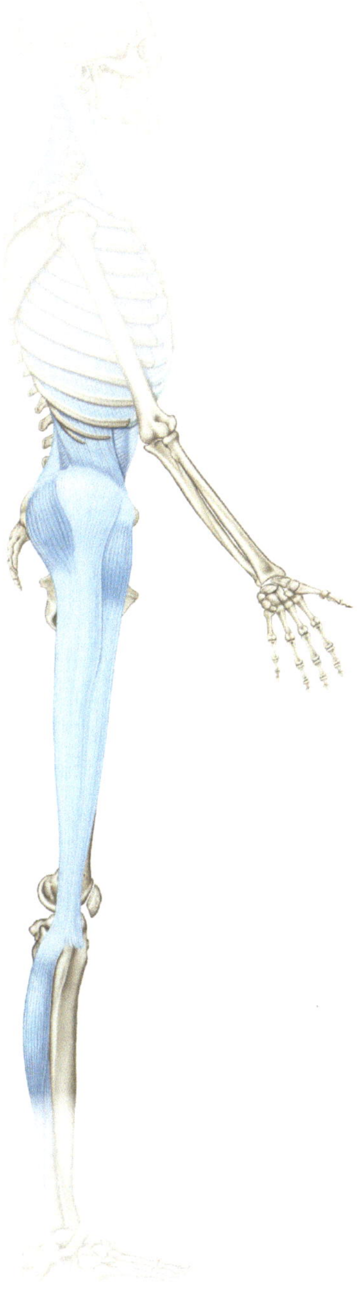

◻ **Abb. 8.8** Der mittlere Teil der dritten Bewegung transformiert besonders die LL links und rechts der Hüften (aus Anatomy Trains, Myofascial Meridians for Manual and Movement Therapists, 3rd edition 2014, by Thomas W. Myers mit freundlicher Genehmigung von Elsevier Ltd. erschienen bei Churchill Livingstone)

Die Wirbelsäule soll aufrecht und gerade bleiben, obwohl sich der Rücken entspannt.

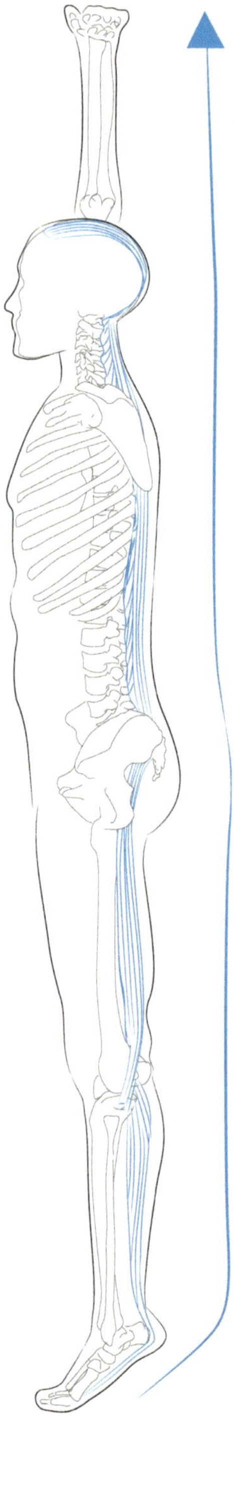

In dieser Position haben Sie vollkommen ausgeatmet.

Beginnen Sie nun mit dem Einatmen und setzen Sie gleichzeitig Ihre beiden Fersen wieder auf den Fußboden. Ziehen Sie – beginnend mit Ihren Fersen – Ihre Faszien wieder zurück in Richtung Erde. Dieses Zurückholen der Faszien ist anfangs eine ungewohnte Bewegung, welche Sie vielleicht nicht sofort durchführen können. Lassen Sie sich davon nicht entmutigen. Über Ihren Bewegungsentwurf der dritten Bewegung weiß Ihr Körper sehr genau, was Sie von ihm erwarten. Geben Sie sich daher etwas Zeit und Entspannung. Ihr Körper wird den Bewegungsentwurf immer besser in eine konkrete Bewegung umsetzen können, und Sie werden dabei eine immer bessere Entspannung der Faszien erhalten.

Wenn sich Ihr Rücken entspannt, achten Sie darauf, dass Sie Ihre Wirbelsäule weiterhin aufrecht und gerade halten und Sie sich nicht nach vorne krümmen. Ziehen Sie Ihre Schulterblätter nach unten. Ziehen Ihre beiden Handflächen weiter in Richtung Ihres Bai Hui, bis sie den Kopf berühren, beugen Sie dabei Ihre Ellbogen.

Sie befinden sich nun wieder in der Ausgangsposition der dritten Bewegung und können sofort in die nächste Wiederholung starten. Wiederholen Sie die dritte Bewegung ebenfalls 8-mal.

(Siehe Video unter http://www.robertegger.at/videos.html: Video Bewegung 3 Shaolin Yi Jin Jing.)

Abb. 8.9 Endposition der dritten Bewegung. Beide Hände sind am höchsten Punkt der Bewegung. Das Gewicht ruht am Grundgelenk der großen Zehen. Die Faszien sind in der optimalen Länge

Die vierte Bewegung

Einen Stern pflücken und gegen den großen Bären tauschen | (Zhai Xing Huan Dou Shi)

R. Egger, H. Schoberwalter, *Dynamische Faszien*,
DOI 10.1007/978-3-662-49937-5_9, © Springer-Verlag GmbH Deutschland 2017

Die vierte Bewegung ist eine sehr wirksame Bewegung, um Verspannungen im oberen Rücken, in den Schultern, in den seitlichen Bereichen des Halses sowie im Nacken, in den Unterarmen und im Handgelenk zu lösen und zu transformieren. Sie unterstützt auch eine tiefere und leichtere Atmung sowie eine Entspannung der Lunge. Die vierte Bewegung verbindet die Transformation der Armlinie mit der Transformation der ORL, der TFL und der oberen LL.

Die vierte Bewegung führt idealerweise zu einer tieferen Atmung und zur Entspannung der Lunge.

Ausgangsstellung

Die Ausgangsbewegung der vierten Bewegung ist der schulterbreite Stand. Verteilen Sie Ihr Gewicht wieder gleichmäßig auf den linken und auf den rechten Fuß. Beachten Sie auch, dass Ihr Gewicht gleichmäßig zwischen Zehen, Fußballen und Ferse verteilt ist. Das meiste Gewicht tragen bei der vierten Bewegung das Grundgelenk der großen Zehe und die Ferse. Das Grundgelenk der kleinen Zehe dient zur seitlichen Stabilisierung.

In der Ausgangsstellung der vierten Bewegung sind beide Knie gestreckt und befinden sich über den beiden Fersen. Die Wirbelsäule ist möglichst gerade und senkrecht nach oben gestreckt. Ziehen Sie Ihr Schambein in Richtung Nabel und ziehen Sie Ihren Nabel in Richtung Ihrer oberen Wirbelsäule. Damit erreichen Sie eine gute, zentrierte Haltung, und Ihr Gewicht ruht im Becken.

Den höchsten Punkt des menschlichen Körpers, den Bai Hui, strecken Sie in Richtung Himmel. Ihren Bai Hui finden Sie ganz einfach: Verbinden Sie mit einer gedachten Linie Ihre Nasenspitze mit dem oberen Ende Ihrer Wirbelsäule und verbinden Sie mit einer gedachten Linie Ihr linkes mit Ihrem rechten Ohr. Unter dem Kreuzungspunkt dieser beiden gedachten Linien finden Sie Ihren Bai Hui.

Das Strecken des Bai Hui in Richtung Himmel streckt Ihre obere Wirbelsäule. Sie fühlen vielleicht dabei, dass sich Ihre beiden Schulterblätter absenken. Das ist ein gutes Zeichen für eine bereits vormobilisierte Armlinie. Gleichzeitig sinkt dabei Ihre Kinnspitze in Richtung Kehlkopf. Damit strecken Sie den oftmals lange Zeit in falscher Position fixierten rechten und linken Muskel an Ihrem Hals.

In der Ausgangsstellung befinden sich Ihre Arme seitlich neben ihrem Körper, wie in ▫ Abb. 9.1 dargestellt. Achten Sie darauf, dass beide Ellbogen fast ganz gestreckt sind. Der linke Oberarm berührt dabei das linke Ohr. Die linke Handfläche weist in Richtung Himmel. Die Fingerspitzen weisen in Richtung Kopfmitte. Die rechte Hand ist nach unten gestreckt. Die rechte Handfläche befindet sich am unteren Rücken in Körpermitte.

Beim Ausatmen ziehen Sie gleichzeitig Ihre linke Handfläche in Richtung Himmel und Ihre rechte Handfläche in Richtung Erde. Achten Sie dabei darauf, dass Ihre Wirbelsäule weiterhin gerade aufrechtbleibt und Sie sich nicht in Richtung des nach oben weisenden Arms verbiegen. Achten Sie auch auf Ihre untere Wirbelsäule: Sie stehen mit nahezu gestreckten Beinen, aufrecht und gerade, ohne in ein Hohlkreuz zu kippen.

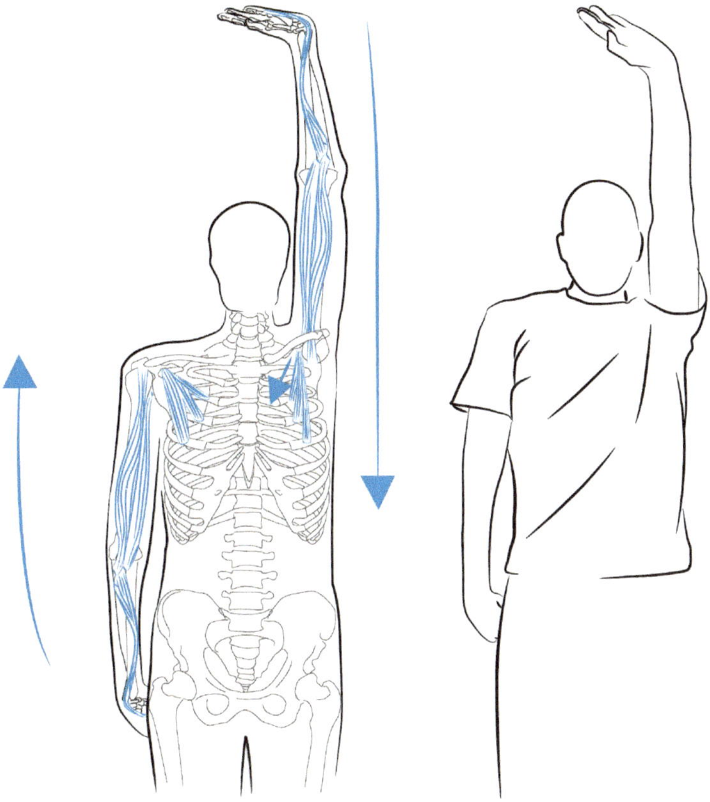

■ **Abb. 9.1** Ausgangsposition der vierten Bewegung. Beide Schlüsselbeine sind waagrecht. Der linke Arm ist nach oben gestreckt. Der Ellbogen ist nahezu gestreckt. Der Oberarm befindet sich am Ohr. Die Handfläche ist gegen den Himmel gerichtet. Die Fingerspitzen befinden sich über dem Kopf und weisen in Richtung Körpermitte. Der rechte Arm ist in Richtung Erde gestreckt. Die rechte Hand ist angewinkelt und die Handfläche weist in Richtung Erde

Wenn Sie ganz ausgeatmet haben, befinden Sie sich in der Endposition der vierten Bewegung (■ Abb. 9.2). Sie spüren vielleicht ein angenehmes Ziehen und Strecken im oberen Rücken (■ Abb. 9.3) und zwischen Ihren Schulterblättern (■ Abb. 9.4). Überdehnen und überstrecken Sie sich hier nicht.

Beginnen Sie nun mit dem Einatmen und ziehen Sie Ihre beiden Schultern wieder in ihre waagerechte Ausgangsposition. Ziehen Sie mit Ihren Schulterblättern Ihre beiden Arme wieder in die Ausgangsposition. Der nach unten weisende, rückwärtige Arm wird sich relativ leicht in seine Ausgangsposition zurückbewegen. Der nach oben gerichtete Arm wird je nach Verkürzung und Verhärtung des körpermittigen Teiles der rückwärtigen Armlinie schwieriger in seine Ausgangslage zurückkehren (vgl. ■ Abb. 9.4).

Die Bewegung ist umso schwieriger, je härter die Verspannung und je größer die Verkürzung ist.

Je härter die Verspannung und größer die Verkürzung ist, desto schwieriger wird die Bewegung. Achten Sie dabei darauf, dass der Ellbogen des oberen Arms weiterhin nahezu gestreckt bleibt und sich

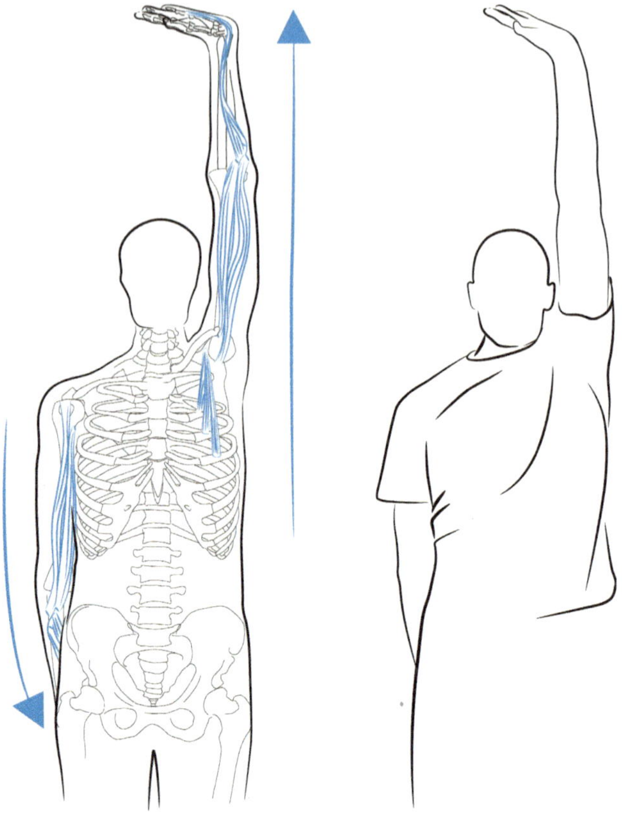

Abb. 9.2 Die Endposition der vierten Bewegung. Das linke Schlüsselbein steht jetzt in einem Winkel von etwa 45 Grad nach oben gerichtet. Das rechte Schlüsselbein steht jetzt in einem Winkel von etwa 45 Grad nach unten gerichtet. Beachten Sie besonders: Ihre Wirbelsäule steht aufrecht und gerade und biegt sich nicht von der nach oben gestreckten Hand weg

nicht auffällig beugt. Es bleibt bei der Retourbewegung, der Oberarm bleibt auch immer in Kontakt mit dem Ohr. Beachten Sie dabei, dass der Kopf weiterhin aufrechtbleibt und Sie nicht mit dem Kopf und dem Ohr dem eventuell ausweichenden Ellbogen folgen. Dieses Nachfolgen des Kopfes dem ausweichenden Oberarm bedeutet eine Verringerung in der Wirkung der vierten Bewegung der Shaolin-Faszientransformation.

Wiederholen Sie auch diese Bewegung mit acht Atemzügen.

Im zweiten Teil der Übung richten Sie den rechten Arm in Richtung Himmel und den linken Arm in Richtung Erde. Wiederholen Sie auch diesen Teil der vierten Bewegung mit acht Atemzügen. Viele Menschen haben eine »Schokoladenseite«. Bedenken Sie, dass Sie aufgrund beruflicher oder privater Tätigkeiten unterschiedliche Belastungen an den Armlinien und an den der ORL aufweisen können. Seien Sie achtsam und sorgsam mit sich selbst. Eine Faszie transformiert immer, wenn Sie die Faszie ziehen. Es ist nicht der maximale

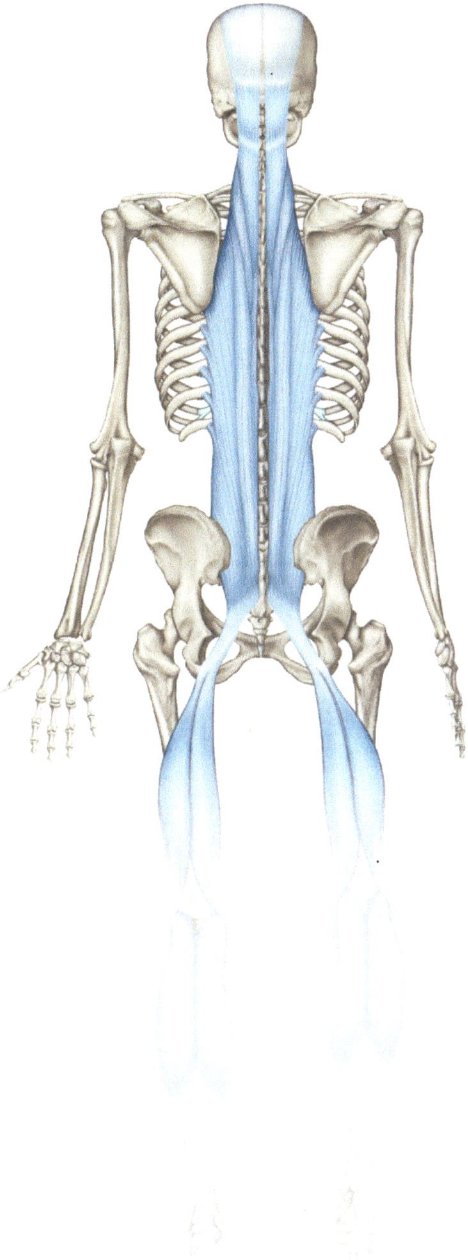

Abb. 9.3 Die vierte Bewegung transformiert besonders die ORL im oberen Bereich (aus Anatomy Trains, Myofascial Meridians for Manual and Movement Therapists, 3rd edition 2014, by Thomas W. Myers mit freundlicher Genehmigung von Elsevier Ltd. erschienen bei Churchill Livingstone)

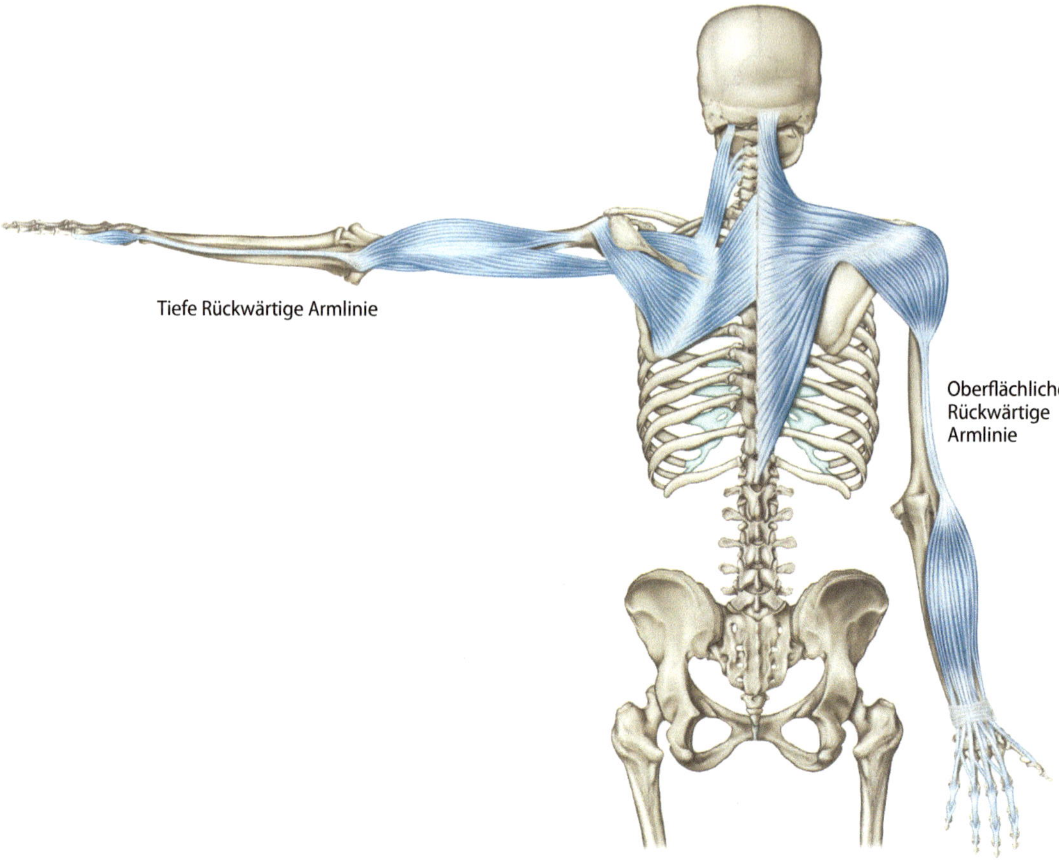

Abb. 9.4 Im zweiten Teil der vierten Bewegung, beim Geradestellen der Schultern, wird besonders die rückwärtige Armlinie besonders transformiert (aus Anatomy Trains, Myofascial Meridians for Manual and Movement Therapists, 3rd edition 2014, by Thomas W. Myers mit freundlicher Genehmigung von Elsevier Ltd. erschienen bei Churchill Livingstone)

Bewegungsumfang von Bedeutung. Besonders wenn Sie Verspannungen im oberen Rücken, in der Schulter und im Nacken haben, achten Sie auf eine korrekte Bewegung mit richtiger Technik. Sie werden sehr rasch Ihre Fortschritte bemerken.

(Siehe Video unter http://www.robertegger.at/videos.html: Video Bewegung 4 Shaolin Yi Jin Jing.)

Die fünfte Bewegung

Neun Rinder am Schwanz zurückziehen | Dao Ye Jiu Niu Wei

R. Egger, H. Schoberwalter, *Dynamische Faszien*,
DOI 10.1007/978-3-662-49937-5_10, © Springer-Verlag GmbH Deutschland 2017

Eleganz und Geschmeidigkeit erreichen Sie durch die fünfte, sehr ästhetische Bewegung.

Die fünfte Bewegung ist eine für viele Menschen sehr ansprechende und ästhetische Bewegung. Sie transformiert viele wichtige Bereiche des Körpers und gibt dem Körper wieder Kraft, Eleganz und Geschmeidigkeit.

Vor allem unterstützt die fünfte Bewegung die Entspannung und Regeneration der gesamten ORL, den beiden AL und transformiert wichtige Bereiche der tiefen Frontallinie. Die besondere Stellung der beiden Beine und die straffe Haltung des Beckens verbessern die Beweglichkeit des unteren Rückens und können Schmerzen im unteren Rücken wirksam reduzieren. Die fünfte Bewegung der Shaolin-Faszientransformation unterstützt kraftvoll die Dehnung des oberen Oberschenkels sowie die Dehnung der meistens sehr verkürzten Faszien in der Kniekehle und im oberen Bereich der Waden. Bei korrekter Durchführung der Übung verbessern Sie die Aktivität der Achillessehne und kräftigen Ihre Plantarfaszie und Ihr Sprunggelenk.

Für das leichte und richtige Erlernen der fünften Bewegung splitten wir die etwas komplexere Bewegung in

- einen ersten, die Beine und den unteren Rücken betreffenden Bewegungsteil und
- einen zweiten, die Bewegung der Arme und Schultern betreffenden Bewegungsteil.

Um im dritten Teil die beiden getrennten Bewegungen zu einem Gesamtkunstwerk der wirksamen Faszientransformation zu verbinden. Lassen Sie sich von der scheinbar komplexen Bewegung anfangs nicht entmutigen. Der Nutzen, welchen Sie aus dieser Bewegung ziehen können, ist vielfältig und sehr hilfreich.

Wir beginnen mit dem ersten Teil der Bewegung, der Bewegung unserer Beine und der Bewegung des unteren Rückens.

Ausgangsstellung

Die Ausgangsstellung der fünften Bewegung ist der Schritt in der Länge der doppelten Schulterbreite (Abb. 10.1). Das rechte Bein befindet sich vorne, und das linke Bein wird nach hinten durchgestreckt. Der vordere, rechte Fuß weist nach vorne. Der linke hintere Fuß weist etwa 30 Grad nach außen (Abb. 10.2). Etwa zwei Drittel Ihres Gewichts wird von Ihrem vorderen Bein getragen. Etwa ein Drittel Ihres Gewichts wird von Ihrem hinteren Bein getragen. Ihr Oberkörper ist dabei gerade aufrecht. Achten Sie besonders darauf, dass Sie sich nicht im Hohlkreuz befinden.

Das vordere Knie befindet sich über der vorderen Ferse (Abb. 10.3).

Bei der Drehbewegung bleibt das vordere Knie vollkommen gestreckt.

Im ersten Schritt zur richtigen Durchführung der fünften Bewegung drehen Sie Ihre linke Hüfte im Uhrzeigersinn nach vorne, bis sie im rechten Winkel zu den beiden Oberschenkeln steht. Achten Sie bei dieser Drehbewegung darauf, dass das vordere Knie vollkommen ruhig und kraftvoll über der vorderen Ferse stehen bleibt. Ebenso

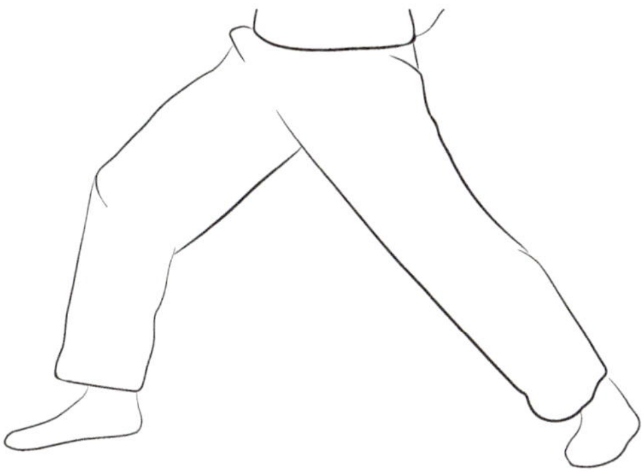

■ **Abb. 10.1** Beinstellung in der Ausgangsposition der fünften Bewegung

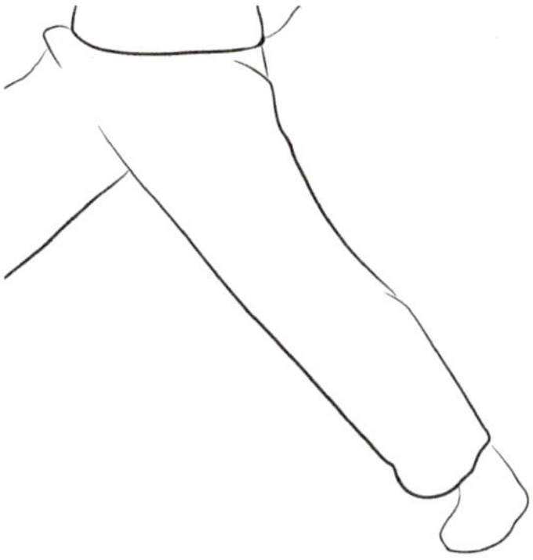

■ **Abb. 10.2** Das hintere Knie ist vollkommen durchgestreckt und das hintere Bein weist in etwa 30 Grad nach außen

bleibt das hintere linke Knie vollkommen gestreckt und knickt nicht ein – nicht einmal ein bisschen. Atmen Sie bei dieser Bewegung aus.

Der zweite Teil der Bewegung bewegt Ihre linke Hüfte gegen den Uhrzeigersinn wieder vom rechten Winkel der beiden Hüften zu den Oberschenkeln weg.

Bewegen Sie sich bei beiden Hüftbewegungen – im Uhrzeigersinn und gegen den Uhrzeigersinn – langsam. Atmen Sie in jeder Phase der Bewegungen langsam, kraftvoll sowie leise ein und aus. Besonders wichtig ist, dass in dieser Phase der Bewegung Ihr vorderes Knie in vollkommener Stabilität und kraftvoll in sich ruhend über Ihrer Ferse stehen bleibt und sich nicht mit der Hüftbewegung nach innen bewegt.

Wechseln Sie nach acht Atemzügen die Seite, sodass nun das linke Bein vorne steht.

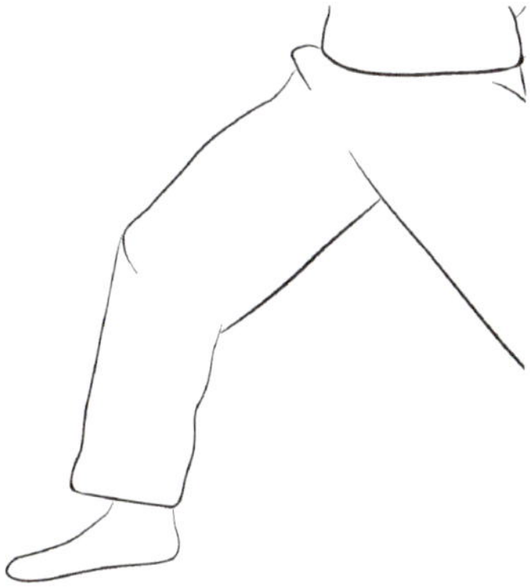

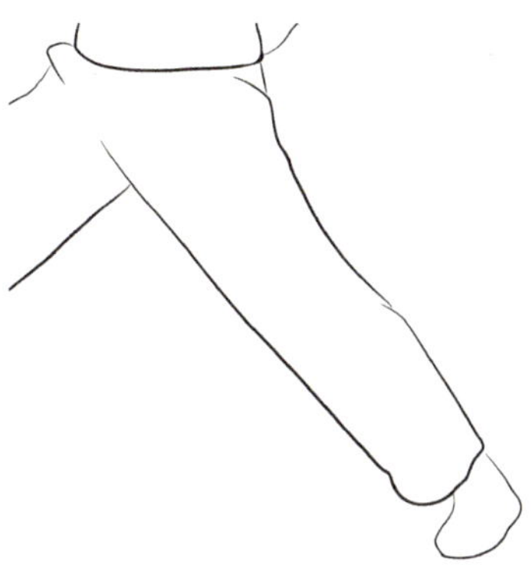

■ **Abb. 10.3** In der richtigen Ausgangsstellung für die fünfte Position befindet sich das vordere Knie über der vorderen Ferse

Dieses »Öffnen« der Hüfte, wie diese Bewegung auch genannt wird, ist eine sehr wirksame Trainingsbewegung zur Aktivierung der TFL (■ Abb. 10.4). Besonders wenn Sie eine sitzende Tätigkeit ausüben, oft im Auto, mit dem Flugzeug oder der Bahn reisen, kann Ihnen diese Bewegung bereits Schwierigkeiten in der korrekten Durchführung bereiten. Langes Sitzen in einer schlechten oder falschen Sitzposition führt zu einer einseitigen Belastung der TFL, besonders im Bereich des unteren Rückens und in weiterer Folge direkt zu einer einseitigen Belastung der TFL im Oberschenkel. Auch werden Teile der ORL besonders im Bereich der oberen Wadenmuskulatur sowie der Achillessehne transformiert (■ Abb. 10.5). Seien Sie besonders achtsam mit eventuellen Überstreckungen. Faszien reagieren auf zu heftige oder derbe Bewegungen mit anhaltenden Schmerzen, welche den weiteren Übungsfortschritt sehr verlangsamen würden.

Vermeiden Sie Überstreckungen – Schmerzen und eine Trainingsverzögerung wären die Folge.

Wenn Sie sich beim »Öffnen der Hüfte« gut und geschmeidig bewegen können, sind Sie bereit für den nächsten Schritt in der fünften Bewegung der Shaolin-Faszientransformation: dem Hochkippen des Beckens. Diese Bewegung ist uns schon von allen bisherigen Bewegungen der Shaolin-Faszientransformation vertraut. Sie begeben sich in die Ausgangsposition (vgl. ■ Abb. 10.1) und stellen Ihre Hüfte, wie

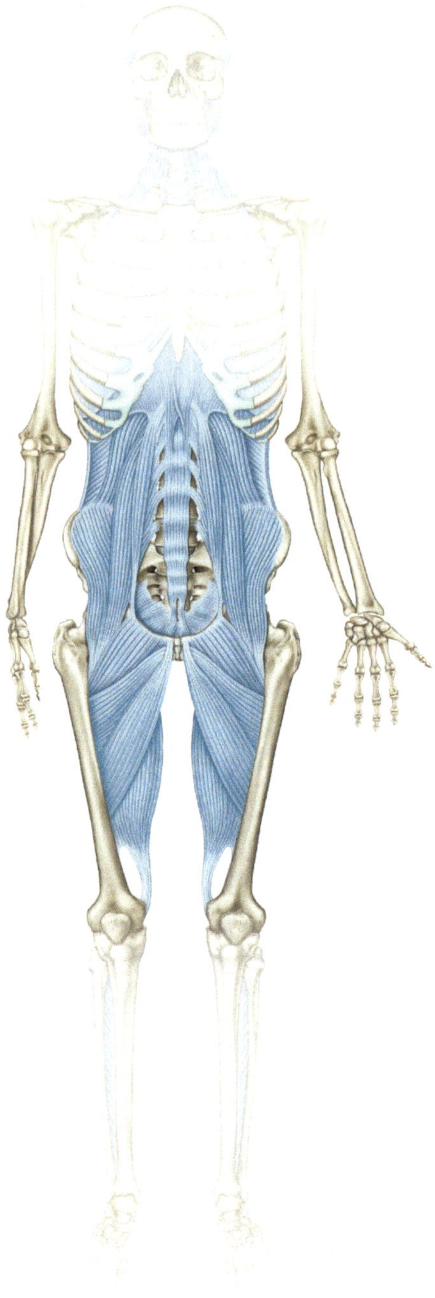

Abb. 10.4 Die Beinbewegung der fünften Bewegung transformiert besonders den mittleren Bereich der TFL. Wichtig ist, dass sowohl das vordere Knie als auch das hintere Knie exakt den Anleitungen folgend positioniert und bewegt werden

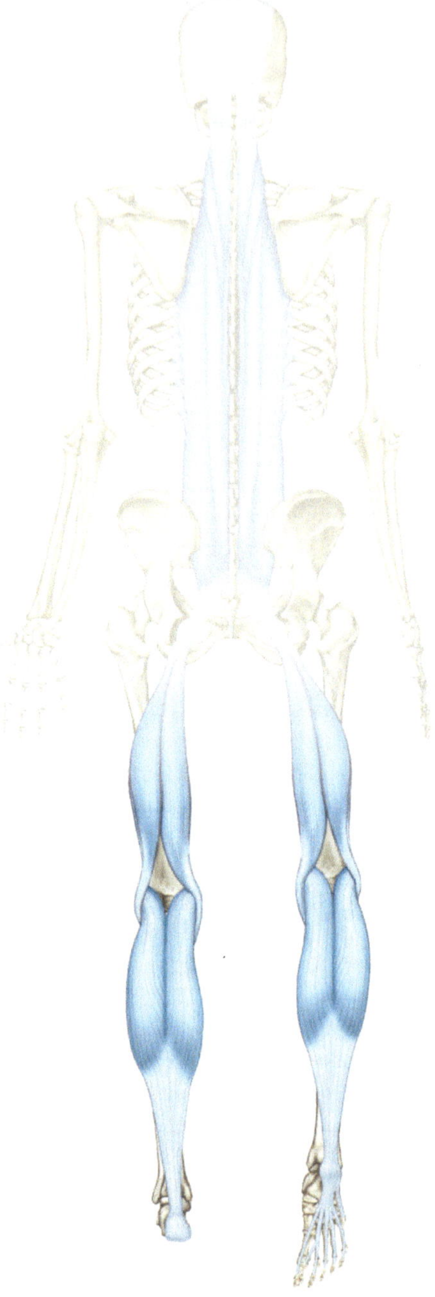

Abb. 10.5 Die Beinstellung des hinteren Beines in der fünften Bewegung transformiert besonders die Faszien der oberen Wadenstrukturen sowie die Achillessehne (aus Anatomy Trains, Myofascial Meridians for Manual and Movement Therapists, 3rd edition 2014, by Thomas W. Myers mit freundlicher Genehmigung von Elsevier Ltd. erschienen bei Churchill Livingstone)

Sie es gerade trainiert haben. Im nächsten Schritt zum Erlernen der fünften Bewegung atmen Sie ein und ziehen Ihr Schambein in Richtung Nabel und Ihren Nabel in Richtung obere Wirbelsäule. In dieser fünften Bewegung der Shaolin-Faszientransformation ist diese Bewegung besonders anstrengend, da Sie aufgrund der Beinhaltung sehr leicht ins Hohlkreuz kommen können. Das Hochziehen des Schambeins zum Nabel und das Hochziehen des Nabels zur oberen Wirbelsäule strecken die ORL im unteren Rücken – eine der beliebtesten Stellen für Rückenschmerzen (▫ Abb. 10.6). Sie streckt auch den Bereich der OFL im Bereich des vorderen Oberschenkels (▫ Abb. 10.7). Der Bewegungsumfang für dieses Hochziehen beträgt nur einige wenige Zentimeter. Wenn Sie an der gefühlt höchsten Stelle angekommen sind, entspannen Sie Ihren Bauch, atmen aus und lassen das Schambein wieder nach unten sinken. Wiederholen Sie diese Bewegung 8-mal und wechseln Sie wieder die Seite, sodass nun das andere Bein vorne steht.

Entscheidend ist die weiche, fließende Wiederholung der Bewegungen.

Wenn Sie auch diese zweite Teilbewegung sehr gut beherrschen, haben Sie Ihrer ORL und TFL sehr gute Möglichkeiten geboten, sich auch in eventuellen Fehlhaltungen und einseitigen Belastungen wieder aktiv zu regenerieren. Die weiche, fließende Wiederholung macht diese Regeneration möglich. Es ist nicht wichtig, wie groß diese Bewegungen sind. Immer wenn eine Faszie gezogen wird, verflüssigt sich diese Faszie aufgrund ihrer thixotropen Eigenschaften. So können Sie auch hartnäckige Dysbalancen langsam und sicher aus Ihren Faszien verbannen.

Wenn Sie die ersten beiden Teilbewegungen gut beherrschen, vervollständigen wir nun die Beinbewegung der fünften Bewegung der Shaolin-Faszientransformation.

Zur Wiederholung: In der Ausgangsposition für die vollständige und richtige Beinbewegung in der fünften Bewegung stehen Sie auf beiden Füßen. Der vordere Fuß ist nach vorne gerichtet. Der hintere Fuß zeigt etwa 30 Grad nach außen (vgl. ▫ Abb. 10.1 und ▫ Abb. 10.2). Der vordere Fuß trägt etwa zwei Drittel des Gewichts, der hintere Fuß etwa ein Drittel des Gewichts. Das vordere Knie steht über der vorderen Ferse (▫ Abb. 10.3), und das hintere Knie ist vollkommen durchgestreckt. Achten Sie darauf, dass der hintere Fuß vollflächig am Boden steht. Drücken Sie die Ferse aktiv auf den Boden und lassen Sie auch während der gesamten Übung die Ferse am Boden fixiert.

Für die richtige und vollständige Beinbewegung der fünften Bewegung ziehen Sie nun Ihr vorderes Knie nach vorne, dann ziehen Sie Ihre Hüfte und Ihr hinteres Bein wie in einem Tensegrity mit, lassen die hintere Ferse am Boden fixiert und atmen dabei langsam aus (▫ Abb. 10.8). Konkret bedeutet das, dass das Knie von der Position über der vorderen Ferse bis über die große Zehe gezogen wird (▫ Abb. 10.9). Beachten Sie auch, dass beide Hüften sich gleichzeitig nach vorne bewegen und sich nicht eine Seite rascher oder weiter nach vorne bewegt.

Erinnern Sie sich bei den Übungen an das Tensegrity-Modell

Das fühlt sich anfangs vielleicht etwas kompliziert an. Bleiben Sie dran, eine korrekte Durchführung der Übung ist wichtig. Durch die

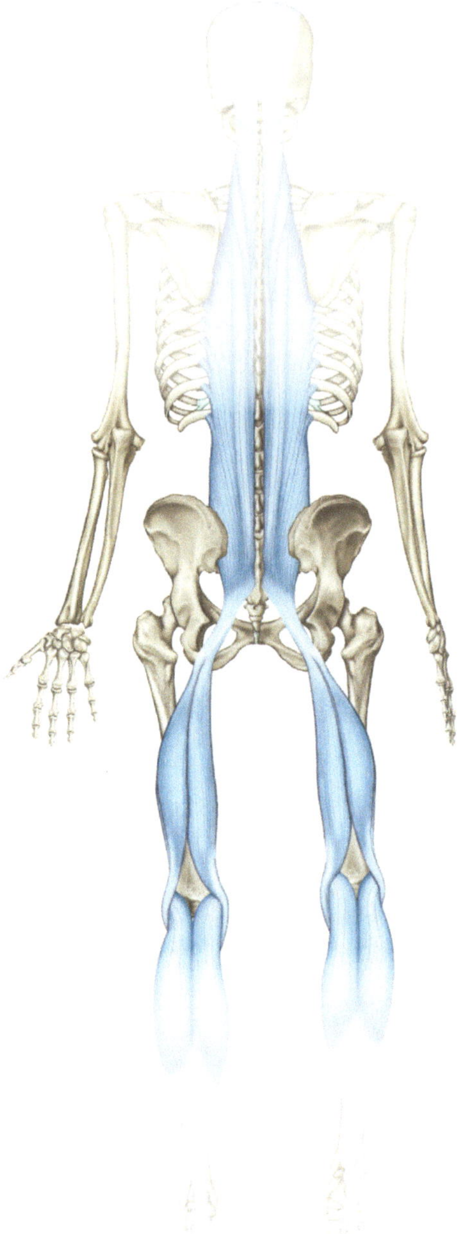

Abb. 10.6 Beim Hochziehen des Schambeines bei der fünften Bewegung wird besonders die ORL im Bereich der unteren Wirbelsäule transformiert (aus Anatomy Trains, Myofascial Meridians for Manual and Movement Therapists, 3rd edition 2014, by Thomas W. Myers mit freundlicher Genehmigung von Elsevier Ltd. erschienen bei Churchill Livingstone)

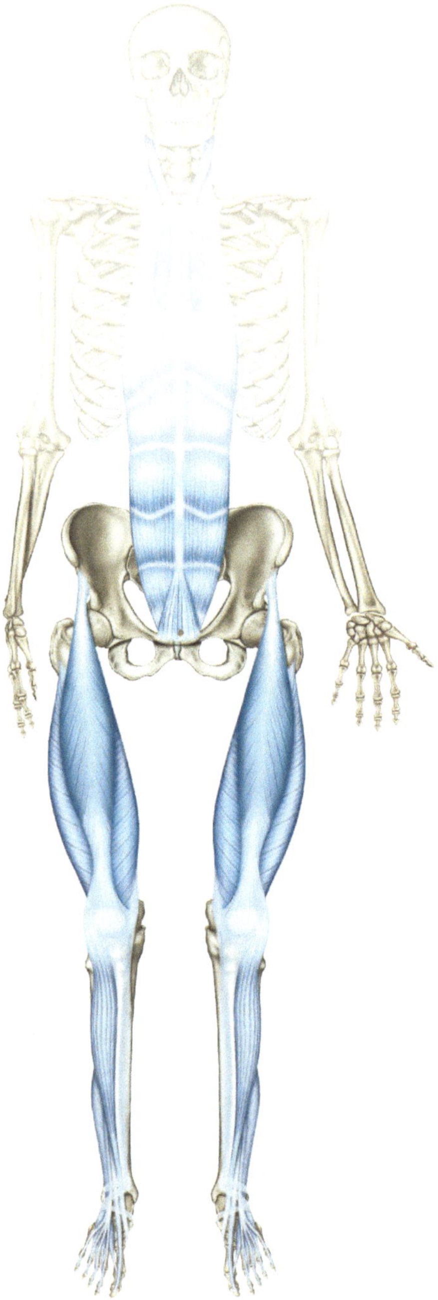

Abb. 10.7 Bei der korrekten Durchführung der fünften Bewegung wird besonders die OFL im Bereich des Oberschenkels transformiert (aus Anatomy Trains, Myofascial Meridians for Manual and Movement Therapists, 3rd edition 2014, by Thomas W. Myers mit freundlicher Genehmigung von Elsevier Ltd. erschienen bei Churchill Livingstone)

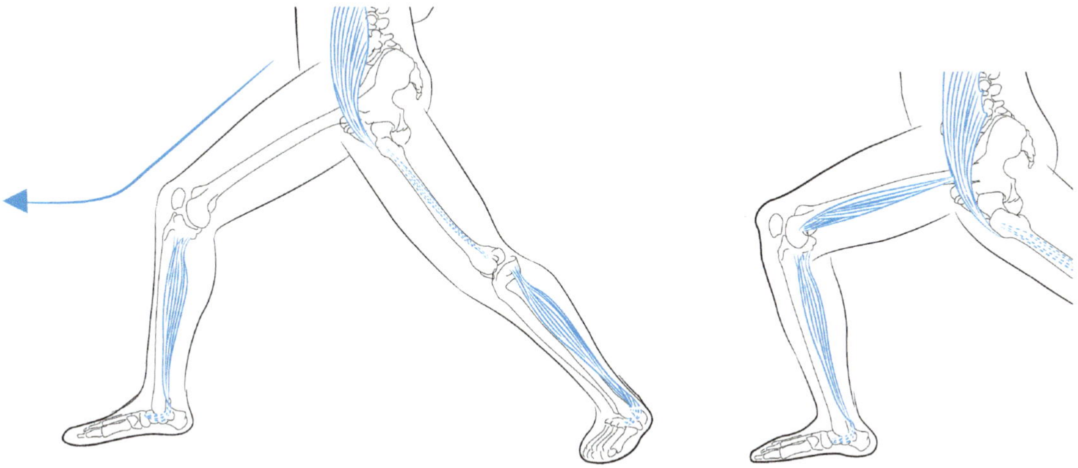

Abb. 10.8 Ziehen Sie für die korrekte Durchführung der fünften Bewegung, das vordere Knie so weit nach vorne, bis es sich über der großen rechte Zehe befindet. Achten Sie darauf, dass die hintere Ferse weiterhin fest am Boden fixiert bleibt

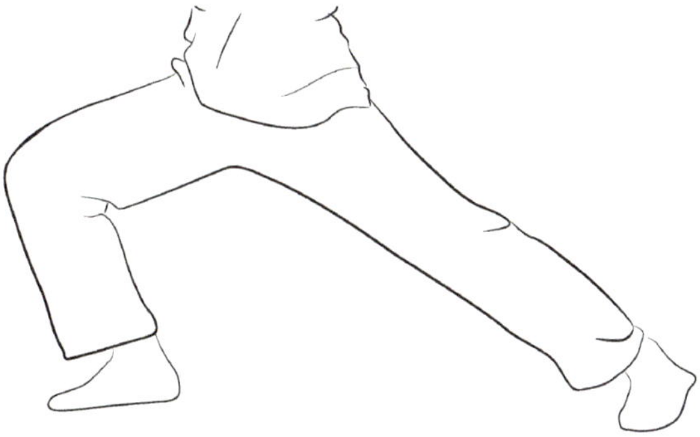

Abb. 10.9 Endposition der Beine in der fünften Bewegung

Zugbewegung werden die OFL des hinteren Beins, die TFL im gesamten Bereich abwärts des Zwerchfells und besonders im Bereich der inneren Oberschenkel und im Bereich des äußeren Sprunggelenks sowie die ORL im Bereich der Wade und der Achillessehne aktiviert.

Für die Rückbewegung des vorderen Knies zur Ausgangsposition ziehen Sie, ausgehend von Ihrer linken Achillessehne, die Hüfte nach hinten. Ziehen Sie Ihr rechtes, vorderes Knie wieder über Ihre Ferse und atmen Sie ein.

Bedenken Sie bei all unseren Faszientransformationen, dass die ziehende Bewegung das zugrundeliegende Prinzip des Ausgleichs und der Transformation darstellt. Wiederholen Sie diese Vorwärts- und Rückwärtsbewegung 8-mal. Wechseln Sie dann auf das andere Bein.

Achten Sie bei dieser Bewegung darauf, dass Ihre Hüfte im rechten Winkel zu den Oberschenkeln bleibt und sich die linke und die rechte Hüfte gleichmäßig nach vorne und wieder zurückbewegen. Achten Sie

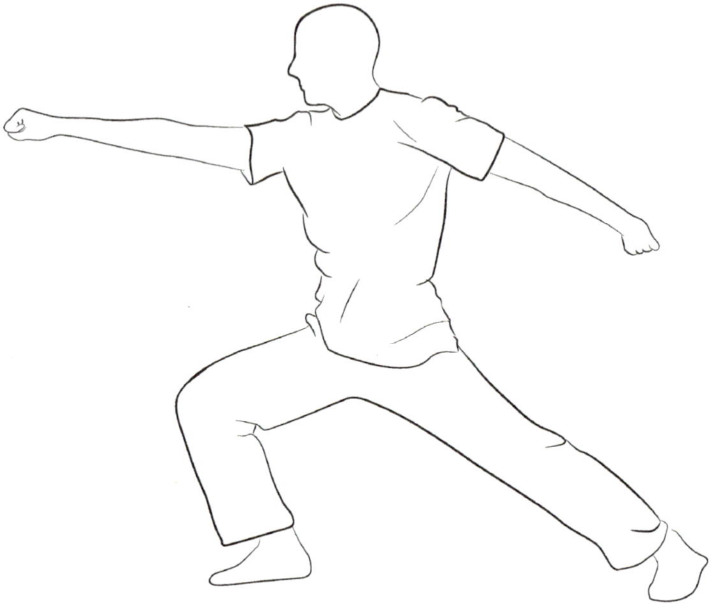

Abb. 10.10 Achten Sie bei der fünften Bewegung auf eine aufrechte und gerade Wirbelsäule

Die ziehende Bewegung ist das Grundelement bei allen Faszientransformationen.

ebenfalls darauf, dass Ihre untere Wirbelsäule aufrecht und gerade bleibt und Sie kein Hohlkreuz bei dieser Übung bilden (Abb. 10.10).

Jetzt haben Sie den ersten Teil der fünften Bewegung abgeschlossen. Nun sind Sie bereit für den zweiten Teil.

Der zweite Teil der fünften Bewegung

Der zweite Teil der fünften Bewegung transformiert die AR und den oberen Rücken (Abb. 10.11). In der Ausgangsposition der fünften Bewegung halten Sie die rechte Faust seitlich neben der rechten Brust (Abb. 10.12). Der Handrücken der rechten Hand weist in Richtung Himmel. Die rechte Schulter befindet sich in Mittellage. Das bedeutet, dass die Schulter sich aus dieser Position sowohl nach vor als auch nach rückwärts bewegen kann.

Die hintere, linke Faust ruht mit dem Handrücken am unteren Rücken zwischen den beiden Nieren.

Atmen Sie langsam aus und ziehen Sie nun die rechte Faust gerade nach vorne und die linke Faust langsam nach hinten und nach oben (Abb. 10.13). In dieser Bewegung bleibt Ihr Oberkörper vollständig in Ruhe. Achten Sie besonders darauf, dass Sie mit Ihrem Oberkörper keine Drehbewegungen gegen oder im Uhrzeigersinn durchführen.

Ziehen Sie beim Einatmen, beginnend mit Ihren Schulterblättern, Ihre beiden Arme wieder in die Ausgangsposition zurück (Abb. 10.14).

Die Transformation der Armlinie besteht darin, dass man die vordere Faust und den vorderen Unterarm, dann den vorderen Ober-

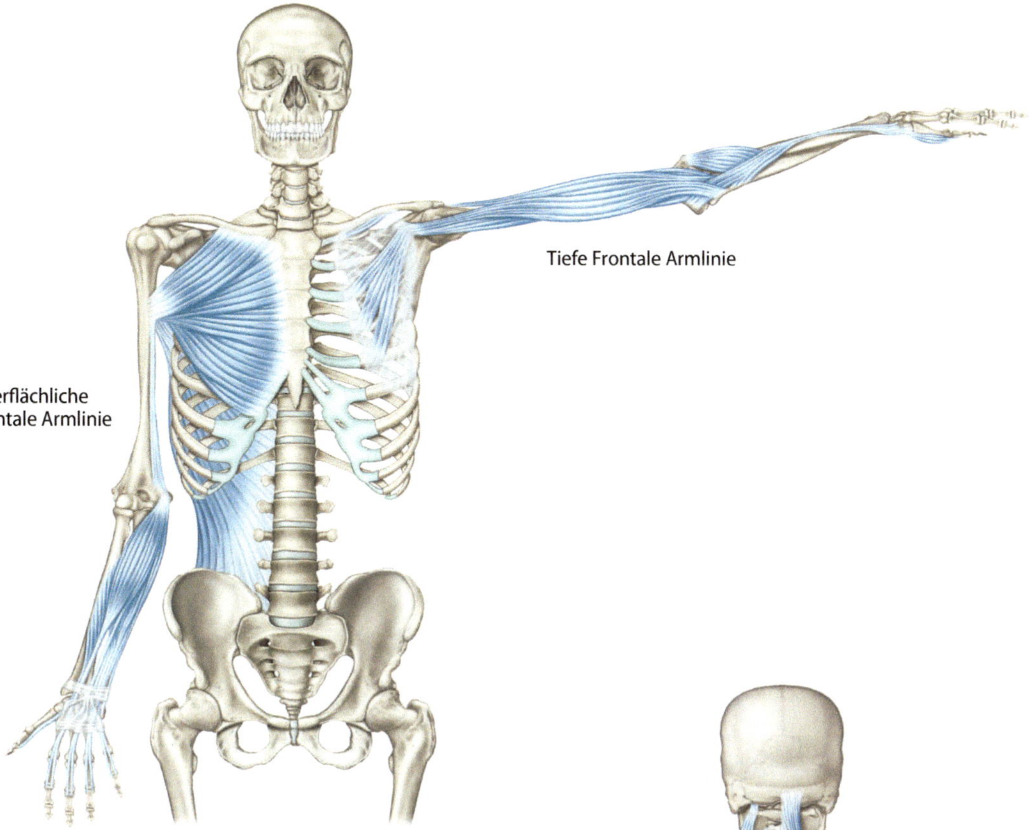

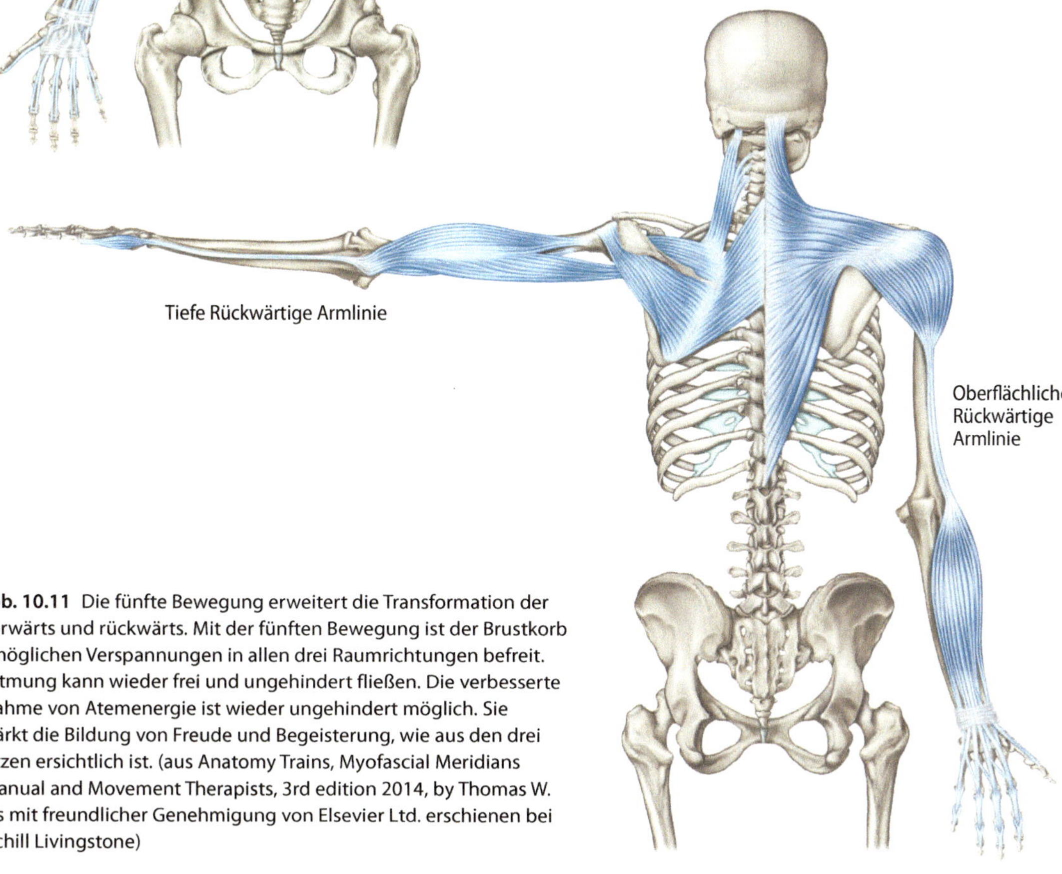

Abb. 10.11 Die fünfte Bewegung erweitert die Transformation der AL vorwärts und rückwärts. Mit der fünften Bewegung ist der Brustkorb von möglichen Verspannungen in allen drei Raumrichtungen befreit. Die Atmung kann wieder frei und ungehindert fließen. Die verbesserte Aufnahme von Atemenergie ist wieder ungehindert möglich. Sie verstärkt die Bildung von Freude und Begeisterung, wie aus den drei Schätzen ersichtlich ist. (aus Anatomy Trains, Myofascial Meridians for Manual and Movement Therapists, 3rd edition 2014, by Thomas W. Myers mit freundlicher Genehmigung von Elsevier Ltd. erschienen bei Churchill Livingstone)

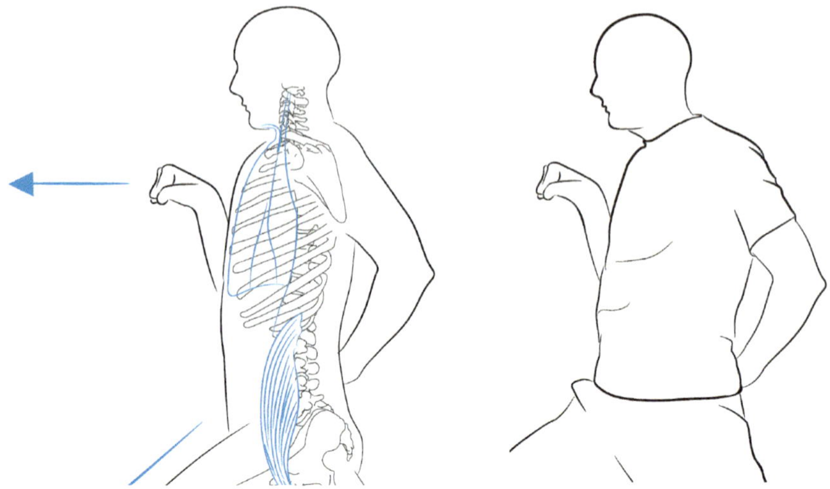

Abb. 10.12 Ausgangsposition der Arme und Hände in der fünften Bewegung

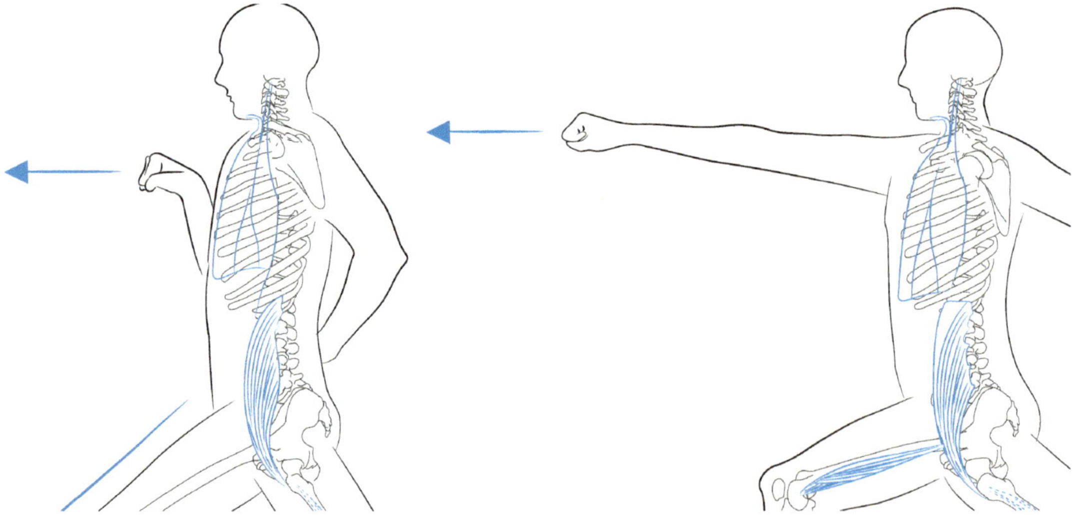

Abb. 10.13 Ziehen Sie Ihre rechte Faust langsam vorwärts und Ihre linke Faust langsam nach rückwärts und nach oben

arm, dann die rechte Schulter nach vorne zieht und infolgedessen diese Zugbewegung das rechte Schulterblatt seitlich am Brustkorb vorbeizuziehen versucht. Diese Zugbewegung streckt die gesamte AL des rechten Arms, ausgehend von der Faust bis vorne zum Brustbein und rückwärts bis zur Wirbelsäule. Anschließend zieht man die rückwärtige Faust, den hinteren Arm und die hintere Schulter nach rückwärts und nach oben. Strecken Sie dabei den Ellbogen, damit Sie die gesamte AL in diese Zugbewegung bringen. Der Handrücken der linken Faust zeigt dabei nach unten.

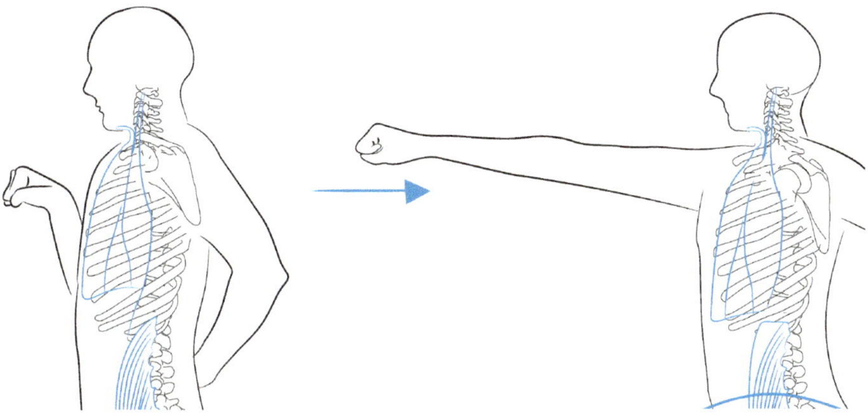

Abb. 10.14 Ziehen Sie Ihre rechte Faust langsam vorwärts und Ihre linke Faust langsam nach rückwärts und nach oben

Achten Sie besonders darauf, dass der Oberkörper vollkommen in Ruhe bleibt und keine Drehbewegungen im oder gegen den Uhrzeigersinn durchführt.

Wiederholen Sie diese Bewegung 8-mal. Wechseln Sie dann wieder die Seite.

Wenn Sie sich sowohl in der Arm- als auch in der Beinbewegung sicher fühlen, verbinden Sie diese beiden Bewegungen.

Der Oberkörper führt bei der Transformation der Armlinie keine Drehbewegungen durch und bleibt in Ruhe.

Die vollständige fünfte Bewegung

Stellen Sie sich in die bekannte Ausgangsposition mit etwa doppelter Schulterbreite Abstand zwischen Ihren Füßen. Damit Sie das Gleichgewicht leichter halten können, stehen Sie etwa hüftbreit. Rechtes Bein vorne, der rechte Fuß weist gerade nach vorne. Das rechte Knie befindet sich über der rechten Ferse. Das linke Bein ist vollkommen durchgestreckt. Der linke Fuß steht vollflächig am Boden. Achten Sie darauf, dass besonders die linke Ferse fest am Boden steht. Drehen Sie Ihre Hüfte in den rechten Winkel zu Ihren beiden Beinen, ziehen Sie das Schambein zum Nabel und ziehen Sie den Nabel zur oberen Wirbelsäule. Halten Sie Ihre rechte Faust seitlich neben Ihrer rechten Brust und Ihre linke Faust am unteren Rücken zwischen Ihren beiden Nieren (Abb. 10.15).

Atmen Sie aus und ziehen Sie nun gleichzeitig

- Ihr vorderes Knie nach vorne und bewegen Sie Ihre Hüften und Ihr hinteres Bein mit (achten Sie dabei darauf, dass Ihr unterer Rücken gerade bleibt und Sie nicht in ein Hohlkreuz kippen, dass hintere Bein vollkommen gestreckt bleibt und die hintere Ferse fest am Boden stehen bleibt),
- Ihre rechte Faust nach vorne, bis sich Ihr rechtes Schulterblatt gefühlt seitlich am rechten Brustkorb entlang bewegt,
- Ihre linke Faust nach rückwärts und nach oben, bis sich Ihre linke Schulter nach hinten bewegt (achten Sie dabei darauf, dass der linke Handrücken nach unten in Richtung Erde zeigt).

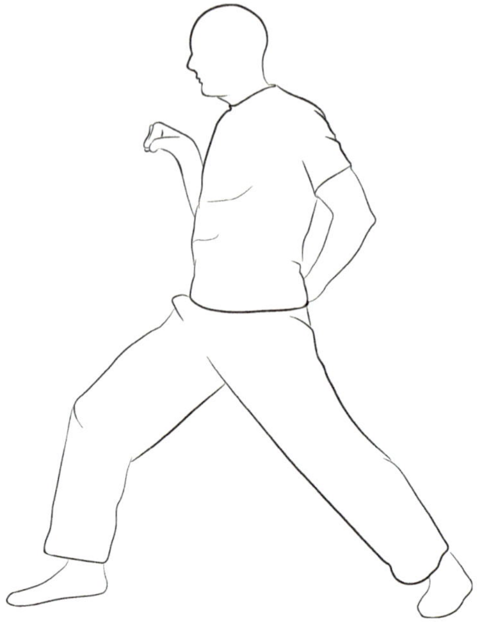

Abb. 10.15 Die Ausgangsposition der fünften Bewegung

In Abb. 10.16 sind die einzelnen Bewegungen mit blauen Pfeilen markiert. Achten Sie während der gesamten Bewegung darauf, dass Ihre Hüfte, so gut es Ihnen möglich ist, im rechten Winkel zu Ihren beiden Beinen bleibt und Sie kein Hohlkreuz bilden.

Wenn Sie mit dem vorderen Knie über Ihrer großen Zehe angekommen sind, sollte gleichzeitig die rechte Hand gestreckt und durch die rechte Schulter das rechte Schulterblatt nach vorne gezogen sein und die linke Hand gestreckt und die linke Schulter nach rückwärts gezogen sein.

Beginnen Sie nun mit dem Einatmen und ziehen Sie beide Schulterblätter zurück in Richtung Ihrer Wirbelsäule. Ziehen mit Ihren Schulterblättern Ihre Schultern in deren Normalposition. Konkret bedeutet das, dass Sie Ihre rechte Schulter jetzt nach hinten in Ihre Normalposition und Ihre linke Schulter nach vorne in ihre Normalposition ziehen. Ziehen Sie mit Ihren Schultern auch Ihre Arme und Fäuste wieder in ihre Anfangsposition. Die rechte Faust platzieren Sie wieder rechts neben Ihrer rechten Brust. Ihre linke Faust platzieren Sie wieder auf Ihrem Rücken zwischen Ihre beiden Nieren.

Ziehen Sie, beginnend mit Ihrer hinteren Achillessehne, Ihr Knie wieder von der Position über der großen vorderen Zehe zurück, bis Sie mit Ihrem vorderen Knie wieder über Ihrer vorderen Ferse stehen. In Abb. 10.17 sind diese Bewegungen mit blauen Pfeilen eingezeichnet.

(Siehe Video unter http://www.robertegger.at/videos.html: Video Bewegung 5 Shaolin Yi Jin Jing.)

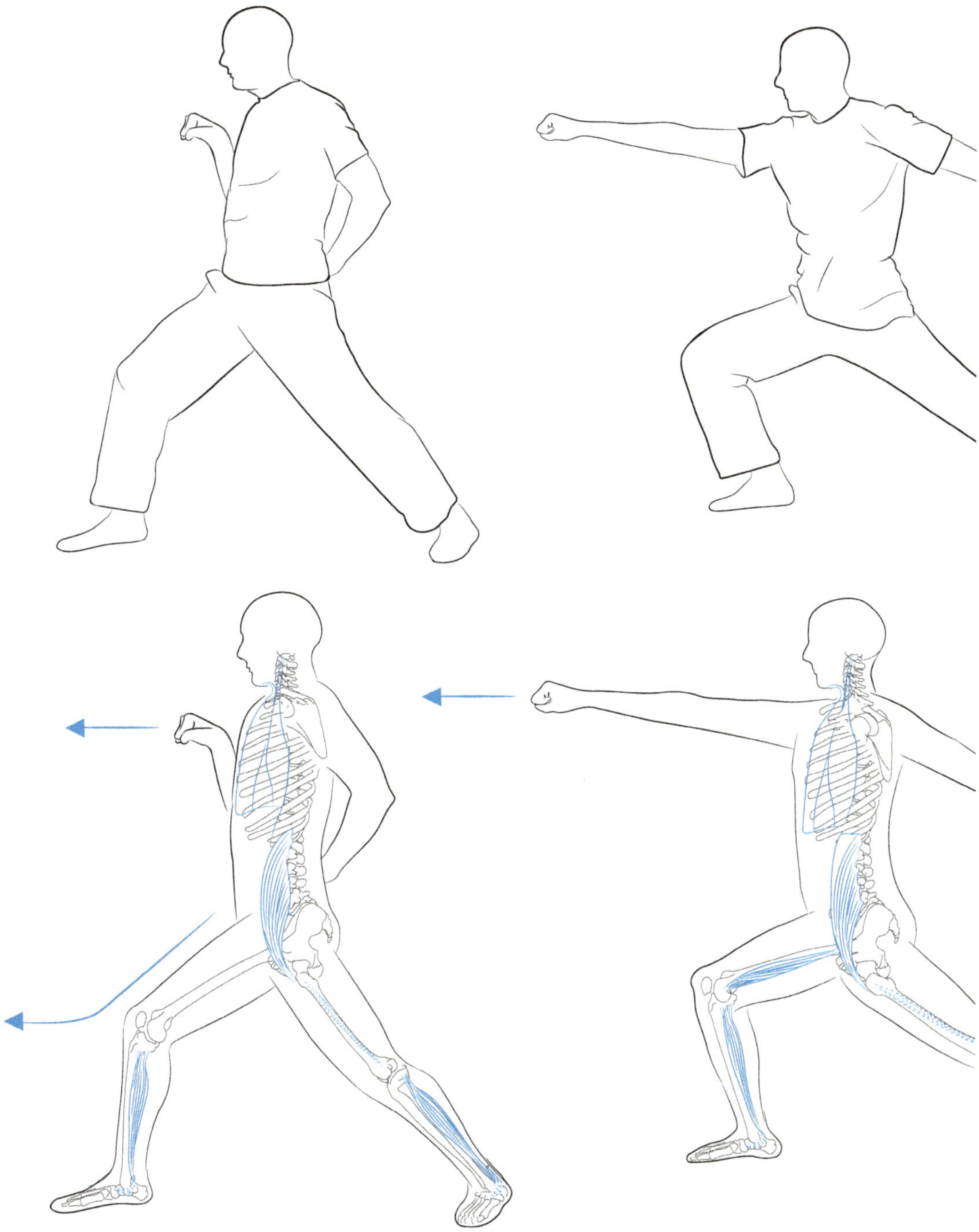

Abb. 10.16 Die blauen Pfeile markieren die Zugrichtung der einzelnen Körperteile

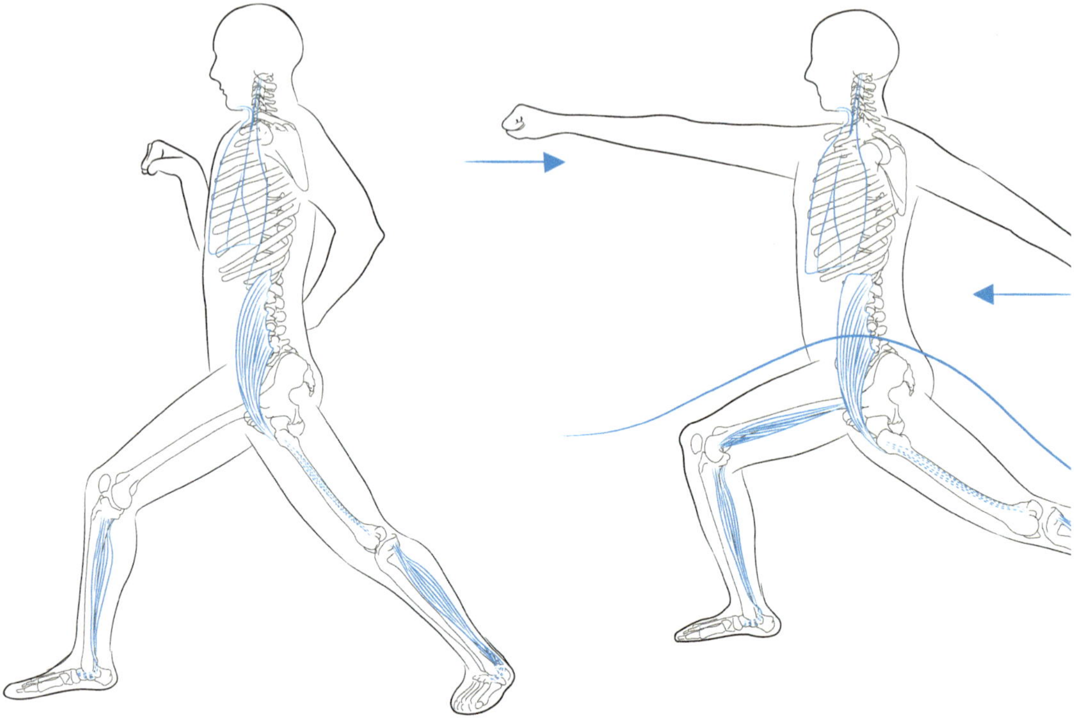

Abb. 10.17 Im zweiten Teil der fünften Bewegung ziehen Sie beginnend mit Ihrer hinteren Achillessehne Ihr vorderes Knie wieder in die Stellung über der vorderen Ferse zurück. Gleichzeitig ziehen Sie beginnend mit Ihren Schulterblättern Ihre Arme wieder in ihre Ausgangsposition zurück

Die sechste Bewegung

Krallen zeigen und Flügel ausbreiten | Chu Zhao Liang Chi Shi

R. Egger, H. Schoberwalter, *Dynamische Faszien*,
DOI 10.1007/978-3-662-49937-5_11, © Springer-Verlag GmbH Deutschland 2017

Die sechste Bewegung ist eine sehr wirksame Bewegung, um Verspannungen und Dysbalancen im oberen Rücken, im Hals- und Nackenbereich, im Schultergürtel und im Brustbereich zu lösen und zu entspannen.

▪ Ausgangsstellung

Die Ausgangstellung für die sechste Bewegung ist der schulterbreite Stand. Verteilen Sie Ihr Gewicht wieder gleichmäßig auf den linken und auf den rechten Fuß. Beachten Sie auch, dass Ihr Gewicht gleichmäßig zwischen Zehen, Fußballen und Ferse verteilt ist.

In der Ausgangsstellung bei der sechsten Bewegung sind beide Knie leicht gebeugt und befinden sich über den beiden Sprunggelenken. Beide Knie sind nun so gebeugt, dass die Muskeln des Oberschenkels das Körpergewicht tragen und keine übermäßige Belastung der Knie stattfindet. Achten Sie in der Ausgangsposition darauf, dass Ihre Knie nicht stramm durchgestreckt sind. Die Wirbelsäule ist möglichst gerade und senkrecht nach oben gestreckt. Ziehen Sie ihr Schambein in Richtung Nabel und ziehen Sie Ihren Nabel in Richtung Ihrer oberen Wirbelsäule. Damit erreichen Sie eine gute, zentrierte Haltung, und Ihr Gewicht ruht im Becken.

Drücken Sie Ihre beiden Handflächen in Brusthöhe leicht zusammen (◘ Abb. 11.1). Beide Ellbogen drücken Sie nach außen. Ziehen Sie die Schulterblätter entspannt nach unten.

Den höchsten Punkt des menschlichen Körpers, den Bai Hui, strecken Sie in Richtung Himmel. Ihren Bai Hui finden Sie ganz einfach: Verbinden Sie mit einer gedachten Linie Ihre Nasenspitze mit dem oberen Ende Ihrer Wirbelsäule und verbinden Sie mit einer gedachten Linie Ihr linkes mit Ihrem rechten Ohr. Unter dem

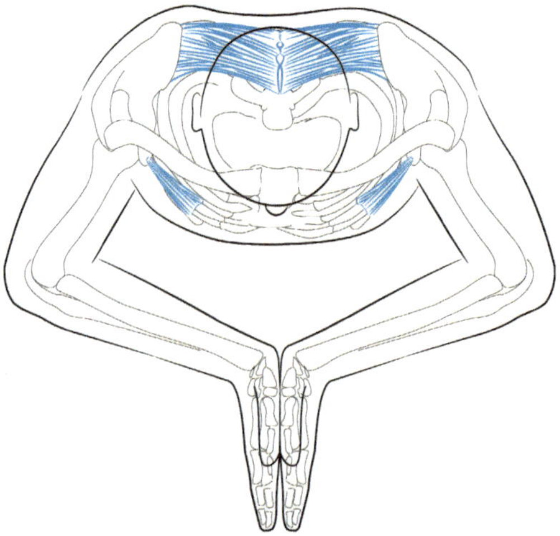

◘ **Abb. 11.1** Ausgangsposition für die sechste Bewegung. Drücken Sie beide Handflächen vor der Brust sanft gegeneinander und stemmen Sie beide Ellbogen soweit nach außen, dass sich beide Ellbogen seitlich des Oberkörpers befinden. Halten Sie die Mitte Ihrer beiden Handflächen in Brusthöhe

Kreuzungspunkt dieser beiden gedachten Linien finden Sie Ihren Bai Hui.

Das Strecken des Bai Hui in Richtung Himmel streckt Ihre obere Wirbelsäule. Sie fühlen vielleicht dabei, dass sich Ihre beiden Schulterblätter absenken. Das ist ein gutes Zeichen für eine bereits vormobilisierte Armlinie. Gleichzeitig sinkt dabei Ihre Kinnspitze in Richtung Kehlkopf. Damit strecken Sie den oftmals lange Zeit in falscher Position fixierten rechten und linken Muskel an Ihrem Hals.

Bei der sechsten Bewegung sind nur die Schultern und die Schulterblätter aktiv.

Die sechste Bewegung

Beachten Sie, dass sich bei der sechsten Bewegung nur die Schultern und die Schulterblätter aktiv bewegen. Beide Ellbogen sind in ihrer abgewinkelten Position während der gesamten Position fixiert. Beim Einatmen ziehen Sie Ihre beiden Schulterblätter nach hinten (Abb. 11.2). Durch diese rückwärtsziehende Bewegung werden Ihre Faszien im oberen Rücken, im Hals- und Nackenbereich sowie die vordere innere und die vordere oberflächliche AL gestreckt. Damit werden die thixotropen Eigenschaften der Faszien aktiviert, und die Faszien beginnen flüssiger zu werden.

Beim Ausatmen ziehen Ihre beiden Handflächen die Handgelenke nach vorne. Ihre beiden Handgelenke ziehen Ihre beiden Ellbogen nach vorne. Beide Ellbogen bleiben in ihrer Stellung jedoch fixiert. Das bedeutet, Unterarm und Oberarm bleiben zueinander in Ruhe und bewegen sich nicht. Die Ellbogen ziehen die Schultern nach vorne, und die Schultern ziehen die Schulterblätter seitlich links und rechts am Brustkorb etwas nach vorne (Abb. 11.3).

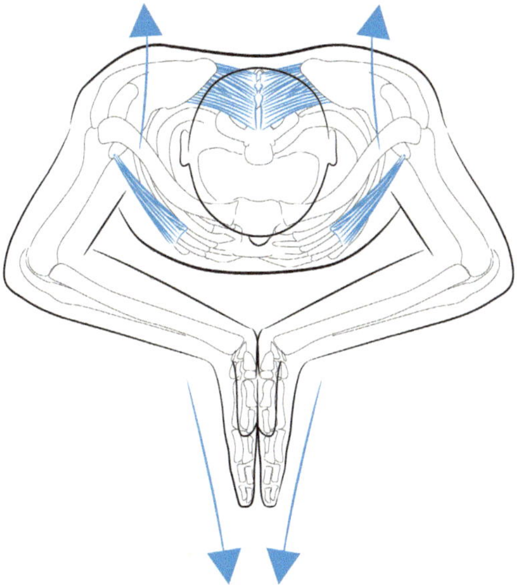

Abb. 11.2 Beim Einatmen ziehen Sie beide Schultern gerade nach hinten. Achten Sie darauf, dass die Ellbogen vollkommen passiv nach hinten gezogen werden

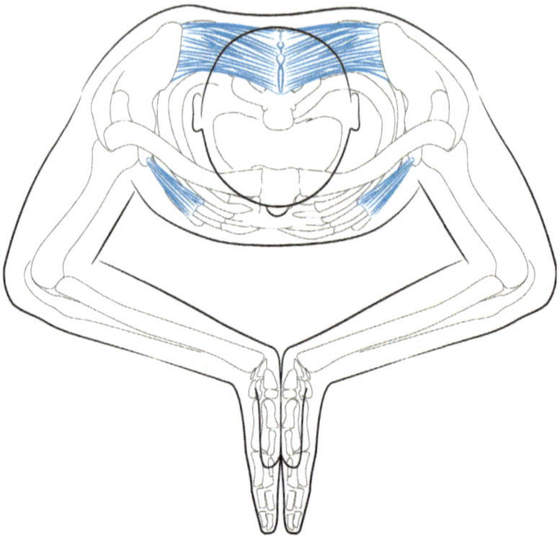

Abb. 11.3 Beim Ausatmen ziehen die beiden Handflächen über die fixierten Ellbogen die beiden Schulterblätter am Brustkorb ein Stück vorbei

Beachten Sie bei dieser scheinbar sehr einfachen Bewegung, dass beide Schultern sowohl in der Vorwärts- als auch in der Rückwärtsbewegung sich vollkommen gerade vor- und zurückbewegen. Vermeiden Sie, dass die Schultern bei der Vorwärts- und/oder bei der Rückwärtsbewegung gegen Ende der Bewegung angehoben werden. Eine gerade und ebene Vor- und Rückwärtsbewegung ist gut. Besser und wirksamer wird die Transformation, wenn Sie die Schultern am Ende der Vor- und Rückwärtsbewegung sogar noch ein wenig nach unten senken können.

Die achtmalige Wiederholung der sechsten Bewegung ist wichtig, um die natürliche Gegenbewegung zur Fehlhaltung zu trainieren.

Diese Shaolin-Faszientransformation ist eine der wirksamsten Übungen zur Regeneration der Faszien im Bereich der Schulter, des Nacken und Halses sowie im oberen Rücken (Abb. 11.4). Sie stellt eine natürliche Gegenbewegung zur Fehlhaltung beim Sitzen auf einem Stuhl dar. Daher wiederholen Sie diese Übungen 8-mal. Nach der achten Wiederholung legen Sie eine kurze Pause ein und wiederholen die Übung noch einmal mit acht Atemzügen. Damit leisten Sie einen sehr guten Trainingsimpuls, und eventuelle Verspannungen und Dysbalancen lösen sich auf.

(Siehe Video unter http://www.robertegger.at/videos.html: Video Bewegung 6 Shaolin Yi Jin Jing.)

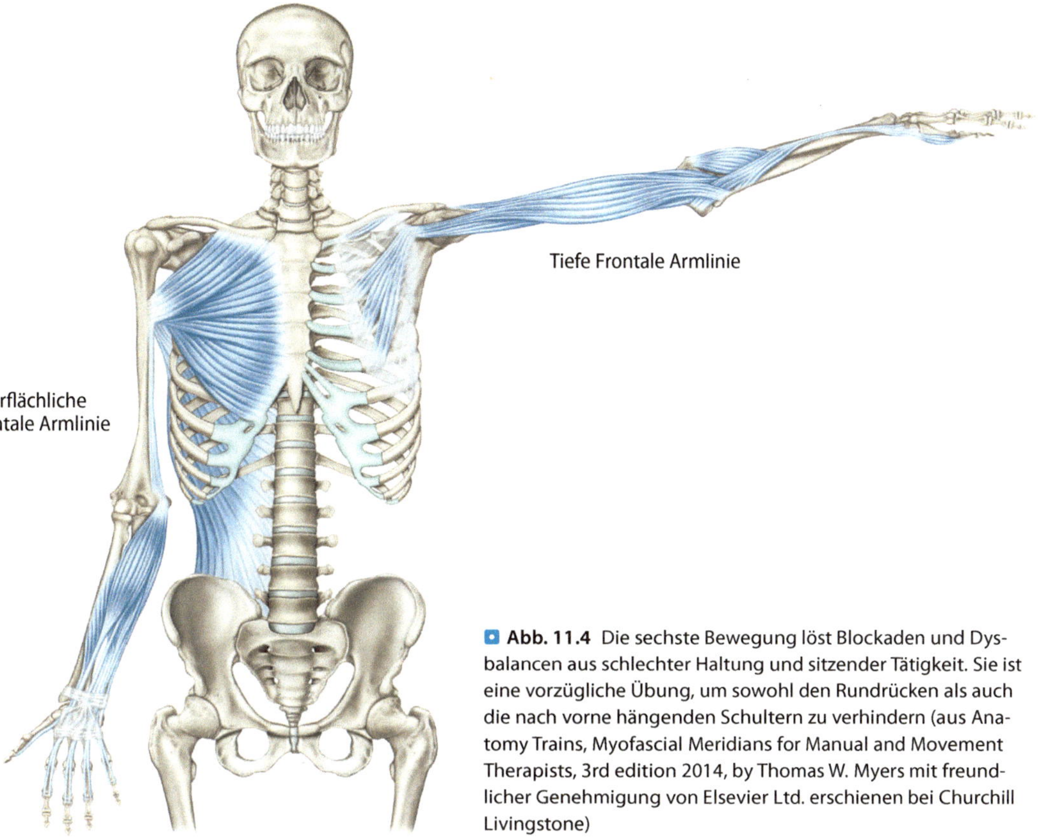

Abb. 11.4 Die sechste Bewegung löst Blockaden und Dysbalancen aus schlechter Haltung und sitzender Tätigkeit. Sie ist eine vorzügliche Übung, um sowohl den Rundrücken als auch die nach vorne hängenden Schultern zu verhindern (aus Anatomy Trains, Myofascial Meridians for Manual and Movement Therapists, 3rd edition 2014, by Thomas W. Myers mit freundlicher Genehmigung von Elsevier Ltd. erschienen bei Churchill Livingstone)

Die siebte Bewegung

Neun Teufel nehmen das Pferdemesser ab | Jiu Gui Ba Ma Dao Shi

R. Egger, H. Schoberwalter, *Dynamische Faszien*,
DOI 10.1007/978-3-662-49937-5_12, © Springer-Verlag GmbH Deutschland 2017

Verspannungen im Bereich des Brustkorbs und der Lunge können durch die siebte Bewegung gelöst werden.

Die siebte Bewegung ist eine sehr wirksame Bewegung zur Entspannung des gesamten Hals- und Nackenbereiches sowie zur Entspannung der TFL, der LL und der AL. Besonders Verspannungen und Dysbalancen im Bereich des Brustkorbs sowie im Bereich der Lunge können mit dieser Bewegung aktiv ausgeglichen werden.

Ausgangsstellung

Die Ausgangsstellung für die siebte Bewegung ist der schulterbreite Stand. Verteilen Sie Ihr Gewicht wieder gleichmäßig auf den linken und auf den rechten Fuß. Beachten Sie auch, dass Ihr Gewicht gleichmäßig zwischen Zehen, Fußballen und Ferse verteilt ist.

In der Ausgangsstellung bei der siebten Bewegung sind beide Knie leicht gebeugt und befinden sich über den beiden Sprunggelenken. Beide Knie sind so gebeugt, dass die Muskeln des Oberschenkels das Körpergewicht tragen und keine übermäßige Belastung der Knie stattfindet. Achten Sie in der Ausgangsposition darauf, dass Ihre Knie nicht stramm durchgestreckt sind. Die Wirbelsäule ist möglichst gerade und senkrecht nach oben gestreckt. Ziehen Sie Ihr Schambein in Richtung Nabel und ziehen Sie Ihren Nabel in Richtung Ihrer oberen Wirbelsäule. Damit erreichen Sie eine gute, zentrierte Haltung, und Ihr Gewicht ruht im Becken.

Den höchsten Punkt des menschlichen Körpers, den Bai Hui, strecken Sie in Richtung Himmel. Ihren Bai Hui finden Sie ganz einfach: Verbinden Sie mit einer gedachten Linie Ihre Nasenspitze mit dem oberen Ende Ihrer Wirbelsäule, und verbinden Sie mit einer gedachten Linie Ihr linkes mit Ihrem rechten Ohr. Unter dem Kreuzungspunkt dieser beiden gedachten Linien finden Sie Ihren Bai Hui.

Das Strecken des Bai Hui in Richtung Himmel streckt Ihre obere Wirbelsäule. Sie fühlen vielleicht dabei, dass sich Ihre beiden Schulterblätter absenken. Das ist ein gutes Zeichen für eine bereits vormobilisierte AL. Ziehen Sie Ihren Hinterkopf noch geringfügig nach oben. Damit strecken Sie die oftmals lange Zeit in falscher Position fixierten rechten und linken Muskeln an Ihrem Hals.

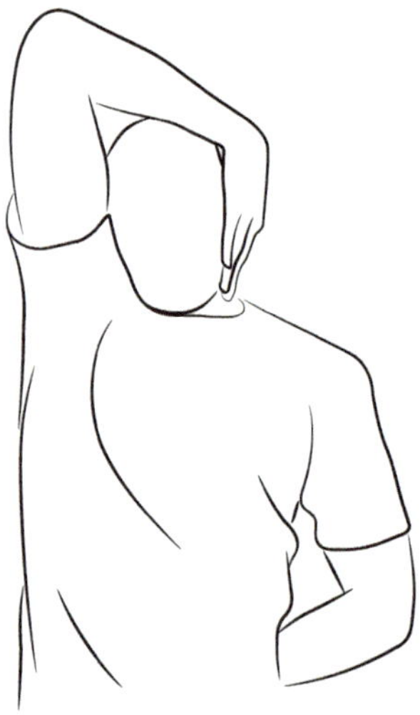

Abb. 12.1 Ausgangsstellung für die Übung sieben. Beachten Sie, dass die Halswirbelsäule aufrecht, gerade und gestreckt ist. Die linke Hand liegt ohne Druck nur am Ohr auf

Ihre rechte Handfläche legen Sie auf Ihr linkes Ohr (Abb. 12.1). Achten Sie in dieser Ausgangsstellung, dass Ihre Halswirbelsäule vollkommen aufrecht, gerade und gestreckt ist. Die Verlängerung des linken Ellbogens weist in Richtung Himmel.

Die linke Handfläche liegt mit dem Handrücken auf Ihrem Rücken in der Höhe Ihrer unteren Rippen.

Wenn die Verlängerung Ihrer Wirbelsäule auf einer gedachten Uhr in der 12-Uhr-Position steht, so ziehen Sie Ihr linkes Kiefer in etwa in die Richtung von 14 Uhr in die Höhe. Atmen Sie dabei aus. Achten Sie darauf, dass Sie keinesfalls mit der rechten Hand am Ohr drücken und die Bewegung durch die Kraft Ihrer Hand unterstützen (Abb. 12.2).

Der Bewegungsentwurf beinhaltet einen Zug im Bereich Hals, Nacken, Schultergürtel und Brustkorb auf die Faszien der TFL (Abb. 12.3), der AL (Abb. 12.4) und der oberen LL (Abb. 12.5 und

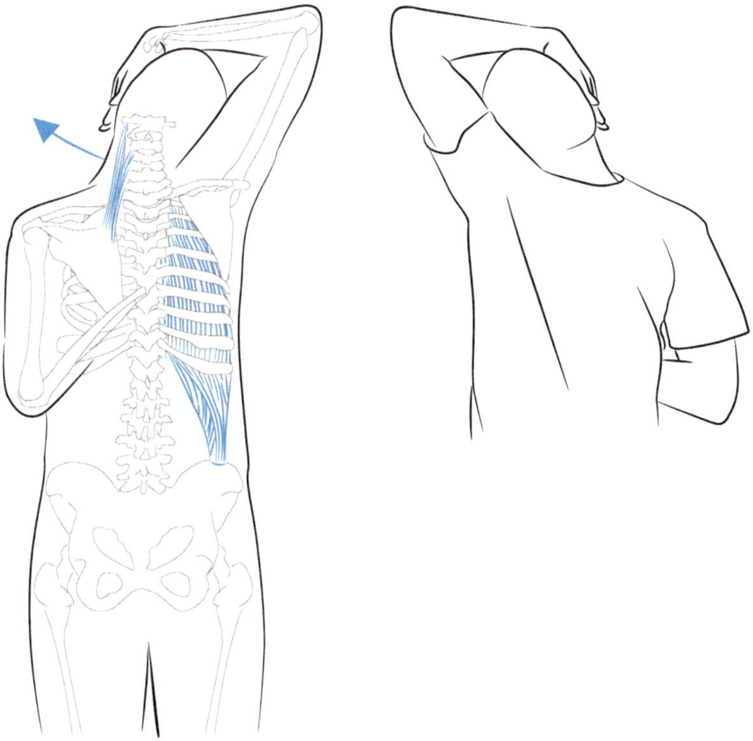

Abb. 12.2 Endposition der siebten Bewegung. Achten Sie bei der siebten Bewegung, dass Sie das linke Kiefer nach oben ziehen und nicht die rechte Halsseite nach unten drücken

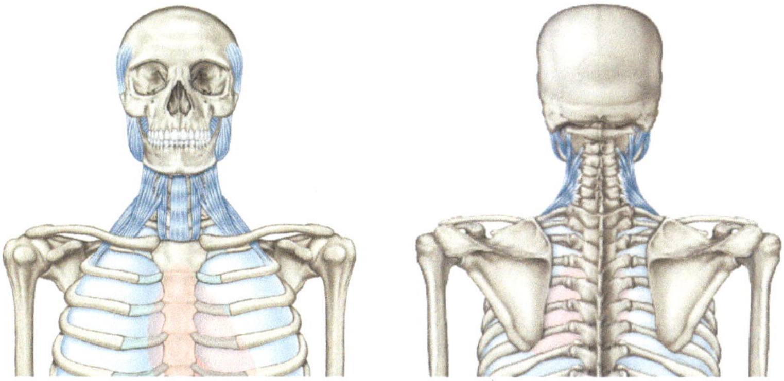

Abb. 12.3 Die siebente Bewegung transformiert die Faszien im Hals und Nackenbereich (aus Anatomy Trains, Myofascial Meridians for Manual and Movement Therapists, 3rd edition 2014, by Thomas W. Myers mit freundlicher Genehmigung von Elsevier Ltd. erschienen bei Churchill Livingstone)

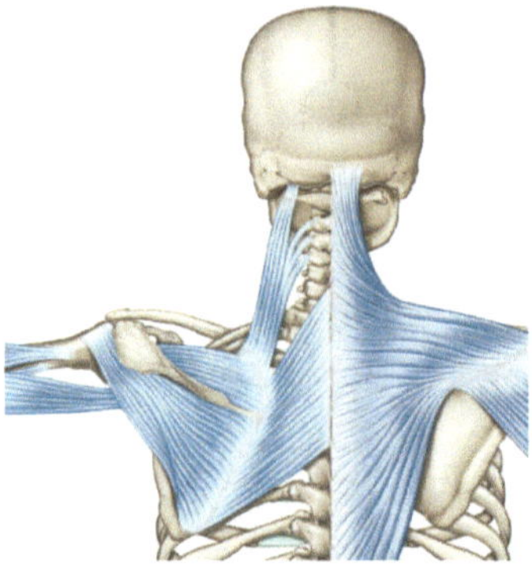

Abb. 12.4 Die Faszien der rückwärtigen oberflächlichen und tiefen AL im Bereich des Nackens und des oberen Rückens werden bei der siebenten Bewegung besonders transformiert (aus Anatomy Trains, Myofascial Meridians for Manual and Movement Therapists, 3rd edition 2014, by Thomas W. Myers mit freundlicher Genehmigung von Elsevier Ltd. erschienen bei Churchill Livingstone)

Abb. 12.6) im Bereich der linken Seite des Halses bis in das Schultergelenk.

Ein Absenken oder Niederdrücken der rechten Seite des Halses würde die gewünschte Faszientransformation verhindern. Darüber hinaus ist die seitliche Quetschung der Halswirbelsäule sehr schlecht für die innere Struktur der Wirbelsäule und die aus diesem Bereich der Halswirbelsäule austretenden Nerven! Vermeiden Sie diese Quetschung, indem Sie den linken Kiefer in Richtung 14 Uhr ziehen (vgl. Abb. 12.5).

Ziehen Sie gleichzeitig Ihre linke Hand in einer Viertelkreisbahn in der Körpermitte entlang Ihrer Wirbelsäule nach oben. In der gewünschten Endposition weist die Verlängerung der Finger Ihrer linken Hand senkrecht nach oben. Wenn Sie bereits sehr fortgeschritten sind in der Transformation Ihrer Faszien im oberen Rücken, können Sie die Wirksamkeit der Bewegung noch etwas steigern: Halten Sie Ihre linke Hand in der Endposition und ziehen Sie mit Ihrem Ellbogen noch etwas nach unten. Damit erhöhen Sie den Zug auf die Faszien in Ihrem gesamten Nacken, oberen Rücken, seitlichen Hals und Oberarm.

Beim Einatmen ziehen Sie Ihren rechten Ellbogen senkrecht nach oben und richten den Kopf wieder auf. Entlasten Sie den linken Ellbogen und ziehen Sie Ihre linke Hand wieder auf den unteren Rücken zwischen Ihre Nieren (Abb. 12.7).

(Siehe Video unter http://www.robertegger.at/videos.html: Video Bewegung 7 Shaolin Yi Jin Jing.)

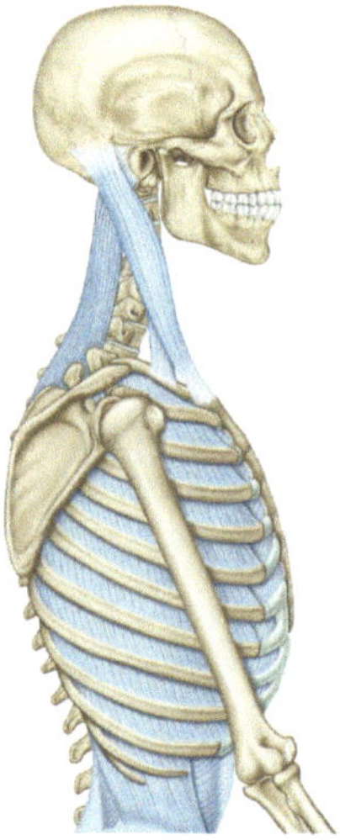

Abb. 12.5 Die Faszien der oberen LL im Bereich des Halses und des Nackens werden bis in den Bereich des Brustkorbs bei der siebenten Bewegung besonders transformiert (aus Anatomy Trains, Myofascial Meridians for Manual and Movement Therapists, 3rd edition 2014, by Thomas W. Myers mit freundlicher Genehmigung von Elsevier Ltd. erschienen bei Churchill Livingstone)

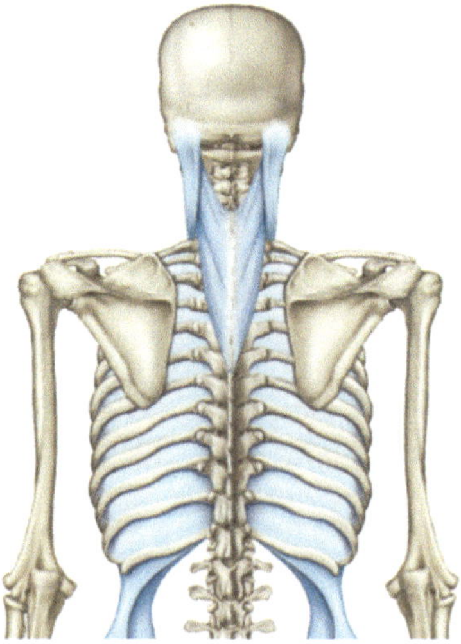

Abb. 12.6 Die Faszien der LL im oberen Rücken werden bei der seitwärts Bewegung der siebten Bewegung besonders transformiert (aus Anatomy Trains, Myofascial Meridians for Manual and Movement Therapists, 3rd edition 2014, by Thomas W. Myers mit freundlicher Genehmigung von Elsevier Ltd. erschienen bei Churchill Livingstone)

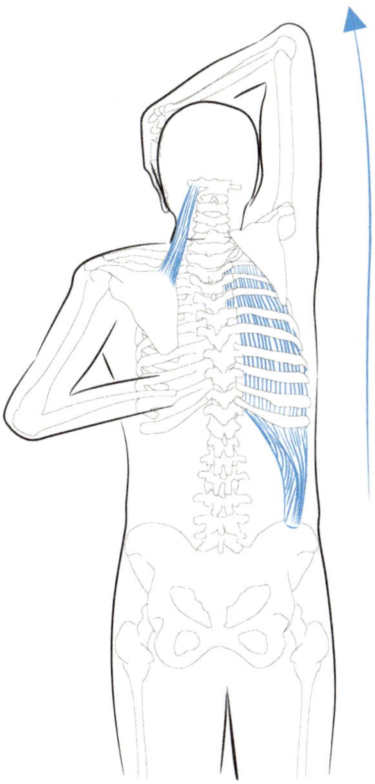

Abb. 12.7 Beim Einatmen in der siebenten Bewegung ziehen Sie Ihren Ellbogen senkrecht nach oben und richten Ihren Kopf senkrecht. Ziehen Sie ihre hintere Hand wieder in den Bereich Ihres unteren Rückens

Serviceteil

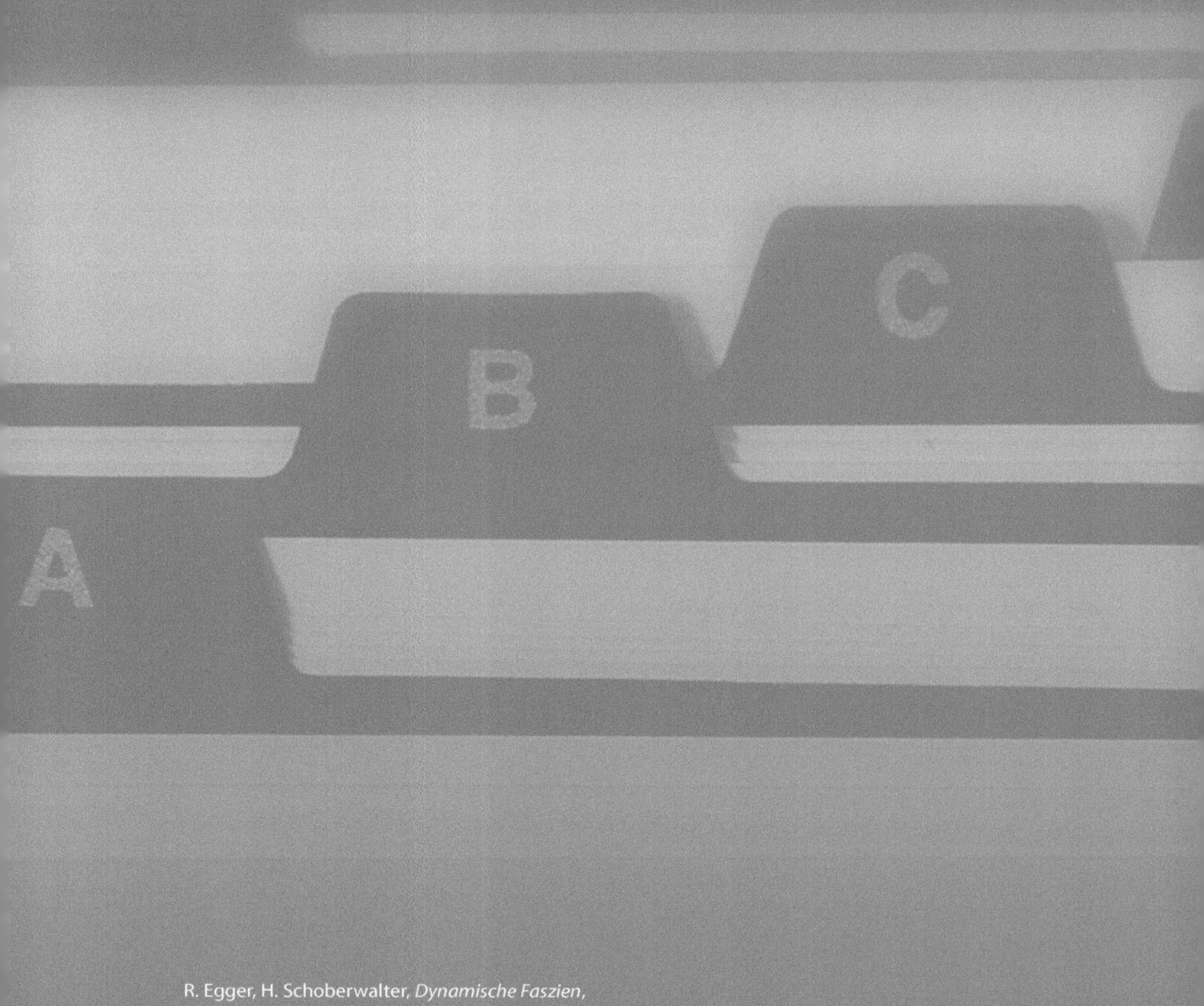

R. Egger, H. Schoberwalter, *Dynamische Faszien*,
DOI 10.1007/978-3-662-49937-5, © Springer-Verlag GmbH Deutschland 2017

Weiterführende Literatur

Bergsmann, Otto, R. Bergsmann (1998), Chronische Belastungen: Unspezifische Basis Klinischer Syndrome, Facultas Verlag, Wien

Berg van den, Frans (2010), Angewandte Physiologie: Band 1: Das Bindegewebe des Bewegungsapparates verstehen und beeinflussen (Physiofachbuch), Thieme Verlag KG, Stuttgart

Ding, Ding (2014), Die 5 Geheimnisse des Shaolin: Von innerer Ruhe zu äußerer Stärke, Kailash Verlag, München

Egger, Robert (2015), Die Shaolin-Formel (inkl. DVD): Mehr Energie, Vitalität und Lebensfreude – das Trainingsprogramm für die Faszien. Lotos, München

Egger, Robert et al. (2006), Mehr Energie durch Shaolin-Qi Gong: Die Übungen der Mönche für Stressabbau und Leistungssteigerung, Springer-Verlag, Wien

Gallwey, W. Timothy (2012), Tennis – Das innere Spiel: Durch entspannte Konzentration zur Bestleistung, Wilhelm Goldmann Verlag, München

Guimberteau, Armstrong (2016), Faszien: Architektur des menschlichen Fasziengewebes. KVM – Der Medizinverlag, Berlin

Heine, Hartmut, Hrsg. (2014), Das System der Grundregulation: Grundlagen einer ganzheitsbiologischen Medizin, Alfred Pischinger, 12. Auflage, Verlag: Karl F. Haug, Stuttgart

Heine, Hartmut (2014), Lehrbuch der biologischen Medizin: Grundregulation und Extrazelluläre Matrix, 4. Auflage, Verlag: Karl F. Haug, Stuttgart

Kress, Sabine, Felix Kurz (2012), Die Shaolin-Mönche, Edition Braus

Myers, W. Thomas (2015), Anatomy Trains: Myofasziale Leitbahnen für Manual- und Bewegungstherapeuten, 3. Auflage, Urban & Fischer Verlag, München

Schleip, Robert, Johanna Bayer (2014), Faszien-Fitness: Vital, elastisch, dynamisch in Alltag und Sport, Rova-Verlag, München

Schleip, Robert et al. (2012), Fascia: The Tensional Network of the Human Body: The Science and Clinical Applications in Manual and Movement Therapy, Elsevier Ltd.

Schleip, R (2015) Faszien-Fitness, 5. Auflage, Riva Verlag, München

Glossar

Affekthandlungen Von Emotionen geleitete reaktive Handlungen

Akupunkturpunkte Lebensenergie Qi fließt bevorzugt im Blut und in Merdianen durch den Körper. Auf diesen Meridianen befinden sich ausgewählte Punkte, sogenannte Akupunkturpunkte. Werden diese nach den Konzepten der tradtionellen chinesischen Medizin mit Nadeln gestochen, kann auf den Körper steuernder Einfluss genommen werden. Viele der Akupunkturpunkte liegen in Faszienverneztungsgebieten.

AL Armlinie Vier verschiedene Faszienlinien, welche vom Brustbein und der Wirbelsäue ausgehend zum Daumen, dem kleinen Finger, der Handfläche und dem Handrücken verlaufen. Die Anordnung teilt sich in je eine tiefe und eine oberflächliche Linie auf der Vorder- und Rückseite der Arme auf.

Aminosäuren Grundbausteine der Proteine

Diaphragmen Membranartige Strukturen

Dysmetabolie Stoffwechselstörungen im Grundsystem

Elastin Protein, das für die Dehnbarkeit von Organen sorgt

Elektrolyte Ionenhaltige Flüssigkeiten

Fibroblasten Bindegewebszellen

Fibrose Krankhafte Vermehrung des Bindegewebes

Frozen Shoulder Schmerzbedingte Unbeweglichkeit des Schultergelenks

Gelosen Knotige, tastbare Veränderungen in Haut und Muskeln, welche Aufschlüsse über Organstörungen geben können.

Glykoproteine Zucker-Eiweiß-Verbindungen

Hernierter Triggerpunkt Punktförmige Schmerzen, oft in der Schulter und im Nacken

Hyaluronsäure Zuckermolekül, beeinflusst den Wasserhaushalt

Hyperlordose Hohlkreuz

Interstitielle Rezeptoren Rezeptortyp, spezialisiert auf das vegetative Nervensystem; diese Rezeptoren melden uns Druck, Schmerz und Temperaturunterschiede

LL Laterallinie Die Laterallinien sind Faszienverbindungen, welche beide Außenseiten des Körpers umfassen. Ausgehend vom Fuß führen sie entlang der Außenseite des Unter- und Oberschenkels hinauf über die Seitenlinie des Oberkörpers unter den Schultern hindurch bis zum Schädel

Matrix Grundsystem der Zellen

Mechanorezeptoren Sinneszellen, die mechanische Kräfte in eine Nervenerregung umwandeln

Meridian-System Ein System von energetischen Leitbahnen, in denen die Lebensenergie Qi fließen kann. Auf diesen Leitbahnen liegen vieler der bekannten Akupunkturpunkte.

Motoneuronen Funktionstyp der Neurone; bilden Synapsen mit Muskelzellen, übermitteln Informationen aus dem Zentralnervensystem und wandeln sie in Bewegung um

Myofaszien Feine Häute, die als Bindegewebshüllen unsere Muskeln, jedes Organ und jede Bandstruktur umschließen

Myofibroblasten Körpereigene Bindegewebszellen

Neocortex Multisensorischer und motorischer Teil der Großhirnrinde

OFL Oberflächliche Frontallinie Erstreckt sich vom Kopf bis zum Becken und vom Becken zur Vorderseite der Füße.

ORL Oberflächliche Rückenlinie Entlang der Wirbelsäule und der hinteren Ober- und Unterschenkel schützt und verbindet die Oberflächliche Rückenlinie (ORL) Teile des rückwärtigen Körpers.

Pacini-Körperchen sind Berührungsrezeptoren im Fettgewebe der Haut von Säugetieren.

Polysaccharide Mehrfachzucker

Propriozeption Wahrnehmung von Körperbewegung und Körperlage

Proteoglykane Sind großmolekulare Substanzen, welche überwiegend aus Kohlenhydraten und einem kleine Bestandteil aus Eiweiß aufgebaut sind. Aufgrund ihrer hohen Wasserbindungskapazität sind sie oft Gleitmittel in Gelenken und bilden eine der Grundsubstanzen von Knorpeln, Gelenken und der Extrazelluärmatrix.

Rezeptoren Spezialisiertes Protein in der Zellmembran von Zellen, die Botenstoffe binden und intrazelluläre Reaktionen auslösen

Ruffini-Körperchen sind langsam reagierende Dehnungsrezeptoren in den tieferen Schichten der Haut und in den Gelenkskapseln. Sie registrieren die Stellung der Gelenke und ihre Bewegungsgeschwindigkeit.

Schleim ist eine übergeordnete Zusammenfassung von stofflichen Rückständen und hängt meistens mit der Ernährung zusammen. Es sind vielfältige Formen von Schleim und auch vielfältige Depotmöglichkeiten von Schleim im Körper vorhanden.

Tensegrity-Modell Das Tensegritiy Modell stellt eine neuere Sichtweise der Mechanik des menschlischen Körpers dar. Tensegrity ist ein zusammengesetztes Wort aus den beiden englischen Wörtern »tension« (Spannung) und »integrity« (Ganzheit). Die Verknüpfung wird Buckminster Fuller und Kenneth Snelson zugerechnet. Eine der Stärken einer Tensegrity Struktur ist, dass sie großen Volumenzuwachs bei nur geringen Gewichtszuwachs ermöglicht und große Innenräume schaffen kann....

TFL Tiefe Frontal Linie Stellte eine dreidimensionale myofasziale Verbindung im Körper dar. Sie hat eine wesentliche Aufgabe in der Funktionalität des Körpers

Thixotropie-Effekt Ein solcher Effekt tritt ein, wenn eine Faszie wieder weich und elastisch wird, wenn man sie in die Länge zieht.

Zerviko-okzipitaler Übergang Übergang von der Halswirbelsäule zur Schädelbasis-Halswirbelsäule

Stichwortverzeichnis

T

V

W

Z